MANUALES
PARA LA SALUD

yoga ^{para} ^{el} bebé

Ejercicios y masajes que te ayudarán a crear
un vínculo físico, emocional y espiritual con tu bebé

DeAnsin Goodson Parker

y Karen W. Bressler

ONIRO

Título original: *Yoga Baby*
Publicado en inglés por Broadway Books, a division of Random House, Inc.

Traducción de Miguel Portillo

Fotografía de cubierta: John Madere

Ilustraciones del interior: Wendy Wray

Fotografías del interior: Sarah Meriams

Distribución exclusiva:
Ediciones Paidós Ibérica, S.A.
Mariano Cubí 92 – 08021 Barcelona – España
Editorial Paidós, S.A.I.C.F.
Defensa 599 – 1065 Buenos Aires – Argentina
Editorial Paidós Mexicana, S.A.
Rubén Darío 118, col. Moderna – 03510 México D.F. – México

ISBN: 84-95456-34-6
Depósito legal: B-39.923-2000

Impreso en Hurope, S.L.
Lima, 3 bis – 08030 Barcelona

Impreso en España – *Printed in Spain*

*Este libro está dedicado a las madres primerizas que han dado a luz
a sus pequeñas estrellas y que han empezado el viaje para ayudarlas
a brillar todo lo posible. Con cada nueva estrella que empieza a brillar,
más se aleja la oscuridad.*

Índice

Agradecimientos

Quisiera dar las gracias a todas aquellas personas que han proporcionado su inestimable ayuda para hacer posible la aparición de este libro. Me gustaría darle las gracias a Alan Gelb, por animarme; a Pam Bernstein, mi agente literario, por ayudarme a perfeccionar el propósito del libro; a Diane Terman Felenstein, de la firma Diane Terman Public Relations, por empujarme hacia adelante; a Bernadette Anterola, por todas sus habilidades ejecutivas; y a Tracy Behar y Angela Casey, editoras de Broadway Books, que convirtieron este libro en algo especial. Me gustaría dar las gracias a todas las madres y bebés que han participado en el programa de yoga para bebés en el Centro y en la preparación del libro.

También me gustaría darle las gracias a mi hijo, Damien Parker, y a su novia, Aria Tudanger, por sus pensamientos desde la perspectiva adolescente, y a mi hijo por animarme continuamente en mi trabajo.

Asimismo, me gustaría hacer partícipe de mi agradecimiento a Alexandra Chaprin, mi maestra de meditación y yoga, que también es mi socia en el Centro de Bienestar Goodson Parker, y sin la que no habría sido posible nada de todo esto.

Introducción

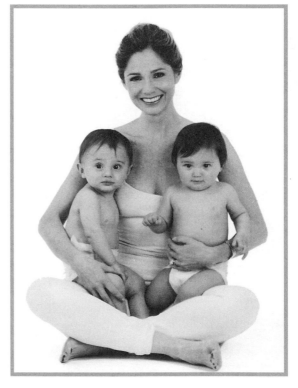

Cuando usted y su bebé practican yoga juntos, son dos seres que están en armonía, de manera que ambos se sienten mejor conectados entre sí. Lo que denomino «yoga relacional» es un método ideal para aprender a ser padres de manera intuitiva. El yoga relacional es una manera de compartir la diversión y unos momentos de gran calidad entre padres y bebés, a la vez que se va formando un vínculo emocional fuerte y seguro. Se trata de un vínculo que puede compartirse a lo largo de toda la vida. El programa de yoga para el bebé es una manera estupenda de iniciar este proceso.

Mi descubrimiento personal del yoga tuvo lugar en una época en la que fue la única cosa que me ayudó a encontrar paz y seguridad. Fue precisamente en esa época cuando experimenté una intensa crisis personal y necesitaba desesperadamente algo que me volviese a situar en un lugar a partir del cual pudiese hallar equilibrio en mi vida. Los beneficios del yoga se manifestaron rápidamente.

Crecí en una extensa y numerosa familia, con abuelos que se esforzaban en relacionarse con todos nosotros a fin de crear un fuerte vínculo emocional. Su objetivo era asegurarse que todos se relacionaban, amaban y apoyaban entre sí. Mi abuelo evocaba en nosotros un sentimiento de generosidad de espíritu que hacía que nuestro hogar pareciese un lugar espléndido. Los días de fiesta, nuestra casa siempre estaba abierta para aquellos que no tenían donde ir y a nadie con quien compartir esas celebraciones.

Cuando cumplí diez años, mi madre enfermó gravemente y permaneció incapacitada durante dos años, a lo largo de los cuales, mi padre y yo nos ocupamos de mi hermano de ocho años, de mi hermana de dos y de una hermanita recién nacida. Yo era la responsable de preparar las cenas, ocuparme de la ropa sucia y de la limpieza de la casa, de cuidar a mi madre enferma y de cuidar de mis hermanitos hasta que mi padre regresaba a casa después de trabajar, y todo ello a la vez que iba a la escuela. También tenía que ser un apoyo emocional para mis hermanos cuando éstos se mostraban angustiados a causa de la grave enfermedad de mi madre, mientras que yo misma temía en lo más profundo de mi corazón que mi madre estuviese muriéndose ante mis ojos.

Para escapar a toda esa presión empecé a pedirle prestado a mi padre su carnet de la biblioteca y me sumergí en la lectura. Al cabo de poco tiempo pasó por mis manos un libro que describía cómo las posturas de yoga y los ejercicios de respiración podían ayudar a relajarse a las personas estresadas. Ese libro cambió mi vida. Al principio, todo ello me hizo reír, preguntándome qué tenía de maravilloso respirar, sobre todo porque era algo que no dejaba de hacer a diario. Bromeé sobre ello ante mi padre, que me desafió a que lo probase antes de llegar a ninguna conclusión.

Me retiré a mi habitación con el libro, decidida a demostrar que esa rutina respiratoria era ridícula, para acabar descubriendo que al cabo de tan sólo cinco minutos de estar en una variación de la postura de loto, me hallaba en un agradable estado de relajación. Podía respirar con más profundidad, y me sentía menos agotada e impaciente. Una vez que reconocí que había sucedido algo digno de mención, decidí seguir leyendo. Aprendí acerca de la respiración alternando los orificios nasales, un método que implica inspirar por un orificio y nasal y espirar por el otro, y cuando lo intenté, me hice consciente de cómo utilizaba los pulmones y el pecho para respirar.

Aparte del hecho de que me encontraba emocionalmente agotada a causa de cuidar de mi madre, hermano y hermanas, estos ejercicios me ayudaron a relajar las tensiones de todo mi cuerpo. Recuerdo haberme sentido totalmente recuperada al cabo de quince minutos, pudiendo dormir mejor, y haciendo mejor mis deberes escolares al día siguiente. Probé las técnicas respiratorias pranayama, la práctica de la respiración consciente mediante la que un yogui puede obtener control sobre su sistema nervioso o su mente. Me tendía en el suelo y entraba en un estado de meditación en períodos de veinte minutos. Luego experimenté con posturas específicas de yoga antes de irme a dormir. Calmaron mis ansiedades y me dieron la confianza necesaria para darme cuenta de que era lo suficientemente fuerte para aguantar y de que todo iría bien.

No obstante, aumentó mi preocupación acerca de mi madre. En la quietud, tras finalizar todas mis tareas, practicaba movimientos de yoga, tratando de volver a conectar con mi fuerza interior. Durante esos años traumáticos, el yoga me ayudó a mantener el equilibrio. Fui capaz de guiar a mi familia para que dejasen sus penas atrás a cambio de obtener paz y sentimiento de conexión. Fuimos capaces de mejorar nuestras relaciones en casa, y empecé a notar un impacto mayor en otras áreas de mi vida.

Al final, mi madre se recuperó y pudo retomar el lugar que le correspondía en la familia. A pesar de las cargas que tuvimos que soportar, ninguno de mis hermanos se sintió enfermo emocionalmente ni abandonado. Habíamos capeado la tempestad juntos y la familia permaneció unida. El yoga fue la fuerza que me ayudó a crear esa unión cotidiana. Su efecto ha sido muy duradero, y hasta el día presente mi familia sigue estando muy unida a causa de esos años difíciles compartidos. Yo sigo regresando a esa sensación espiritual que permea todos los aspectos de mi vida a fin de que me ayude a alinear mi ser físico, emocional, mental y espiritual.

Desde entonces, mi objetivo ha sido encontrar maneras de compartir ese mismo y hermoso espíritu familiar con los demás. Y lo he conseguido a través del yoga. Mediante la respiración profunda, los estiramientos y ciertas posturas y movimientos, he sido capaz de descubrir un estado relajado durante el que puedo abrir mi corazón a los demás. Creo que los padres podrían compartir esta experiencia mágica con sus hijos lo antes posible, a fin de crear las condiciones necesarias para una conexión que dure toda la vida.

¿Cómo di el salto al yoga para bebés? También eso se remonta a mi familia. En casa siempre había muchos niños, y mi madre cantaba un hermoso poema para dar la bienvenida a la familia a cada nuevo bebé. Cantaba una canción acerca de una estrella que dejaba los cielos para unirse a nosotros en la Tierra durante una vida hasta que regresaba a su residencia en el cielo. De niña, me tomé en serio las palabras de mi madre y creí que los bebés eran estrellas del cielo. Hoy en día, nuestros científicos han demostrado que mi madre tenía razón: todos somos polvo de estrellas. Nuestra familia creía en algo: los niños no deben ser formados para llegar a ser lo que quieran los padres, sino guiados para que puedan convertirse en quienes por destino les corresponda ser.

Decidí que una de las maneras de llevarlo a cabo era reflejar las acciones de mi abuelo, que como adiestrador de animales, utilizaba un método ahora llamado «susurrar a los caballos». Le observé hacerlo y quise hacer lo mismo con bebés y niños. Es un concepto que denomino «susurrar a los bebés».

Susurrar, tanto a animales como a personas, tratar de sincronizarse con los ritmos de los demás de manera que pueda intuirse qué es lo que sienten y qué necesitan a fin de poder vincularnos con ellos. Después, enseñar y aprender tiene lugar de una manera fácil. A esa relación la llamo conexión de espíritu a espíritu. La palabra *espíritu* proviene del término latino *spiro*, que significa «respiro». Susurrar a los bebés es un término poético que describe la conexión espiritual de un adulto con un bebé. Permite saber lo que siente un bebé por intuición. Todo ello tiene como resultado una conexión perdurable que permite establecer una profunda comprensión y unión entre el bebé y la madre.

Como provengo de una familia en la que nutrir, cuidar, compartir y amar han estado siempre presentes, me pareció algo natural hacerme cargo y convertirme en una niña-madre cuando mi madre se encontró seriamente incapacitada. Los mismos instintos me llevaron, más tarde, a trabajar como psicóloga en un hospital. Resultaba obvio que todo el cariño que había proporcionado en casa a mis hermanos pequeños había desempeñado un importante papel en mi vida, y por ello quise extender mi capacidad de dar a otros niños. Para ello confié en gran parte en los mismos conceptos yóguicos que me habían ayudado a mantenerme equilibrada a través de mis traumáticas experiencias infantiles.

Finalmente seguí una formación como psicoanalista, y todas mis investigaciones subsiguientes e intereses clínicos han estado siempre relacionados con los niños, de una forma u otra. Aunque trato principalmente a adultos, siempre puedo imaginármelos como niños y ver las semillas primigenias en las que radican las dificultades. A través de los programas de estimulación infantil que he desarrollado, me he convertido en el único miembro del cuerpo clínico que ha conseguido tratar con éxito las necesidades tanto del más joven de los bebés como de sus padres. Espero poder compartir con ustedes esta capacidad natural de relacionarme y conectar con los demás.

Como psicoterapeuta y practicante titulada de yoga, estimulo a los padres para que se relacionen mejor con sus hijos. Este principio condujo a la creación del Centro de Bienestar Goodson Parker en la ciudad de Nueva York en 1996, donde enseño el programa de yoga para el bebé. Dicho programa y este libro son el resultado de muchos años de investigaciones sobre desarrollo infantil y relaciones padres-hijos. Todo lo que leerá aquí proviene de mi experiencia, y de mi corazón, porque de ahí es de donde provienen mi amor por la vida, por los niños y por los bebés. No puedo imaginarme el mundo sin bebés o niños.

Poder ayudar a una madre y a un padre a dar la bienvenida a su nuevo hijo y empezar a relacionarse con él es mi mayor alegría. Hasta que no tuve un hijo yo misma no descubrí realmente lo poderosa que puede ser una herramienta como el yoga a la hora de crear una relación con los demás. Me permitió relacionarme con mi propio hijo de una manera cotidiana y me ayudó a desarrollar una mayor comprensión acerca de las necesidades infantiles. A lo largo de los años, los padres han intentado que cambiase a sus hijos, convirtiéndolos en algo que no eran. Lo que hago, a lo que me dedico, y sobre lo que trata este libro es acerca de animar y ayudar a que los bebés y los niños puedan crecer para convertirse en los individuos únicos que son.

Además de proporcionar la posibilidad de desarrollar un vínculo emocional más profundo con su bebé, el programa de yoga para el bebé ofrece una interminable lista de saludables beneficios para todos los sistemas, tanto de su propio cuerpo como del de su bebé. Los movimientos de yoga estimulan el sistema epidérmico, digestivo, linfático, cardiovascular y pulmonar; ayudan a eliminar toxinas del cuerpo y equilibran los sistemas endocrino y nervioso. El yoga puede ayudar a disminuir el ritmo cardíaco, la presión arterial, el consumo de oxígeno y el ritmo metabólico, y también puede reducir la concentración de ácido láctico en el cuerpo, disminuyendo la ansiedad. El yoga puede alinear las vértebras, reforzar los músculos, aumentar la flexibilidad de la columna vertebral, estirar los ligamentos y reducir la ansiedad crónica.

El programa de yoga para el bebé que presento en este libro es el resultado de todo mi trabajo con bebés y sus padres en el Centro de Bienestar Goodson Parker. A partir de esas experiencias he desarrollado una serie de diez sesiones en las que enseño a madres, padres y profesionales de los cuidados infantiles a practicar yoga con sus bebés. Lo llamo la danza entre padres y bebés, porque el propósito no es enseñarle cómo debe enseñar yoga a su bebé; más bien se trata de enseñarles a usted y a su bebé cómo relacionarse mejor al aprender juntos a practicar yoga. En cada sesión encontrará varios ejercicios destinados a usted y otros específicamente para los bebés. Van añadiéndose ejercicios en cada nueva sesión, hasta que finalmente disponga de un programa completo diseñado para ser utilizado a diario, si así lo quisiera. Creo que este programa ayuda a crear un vínculo seguro entre usted y su bebé, así como a desarrollar un nivel de comprensión más profundo. Con *Yoga para el bebé* llegará a conocer mejor a su pequeño y a valorar a un nivel nuevo y más profundo a la estrella que ha traído al mundo.

El programa de yoga para el bebé

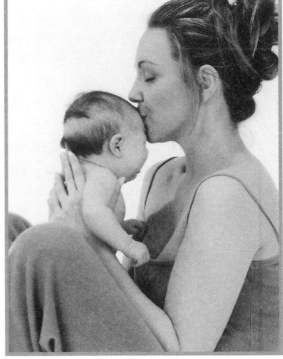

La vida está llena de ritmos. El planeta tiene ritmos: el flujo y reflujo de las mareas, los cambios estacionales siguiendo el desplazamiento de la Tierra alrededor del sol, la secuencia de día y noche fruto de los giros que el planeta da sobre su eje. Su cuerpo y el de su bebé también cuentan con ritmos: el latido del corazón, el pulso de la sangre fluyendo por las venas, la respiración, la pauta de las ondas cerebrales, el pulso del fluido cerebroespinal que rodea al cerebro.

Cuando los ritmos corporales se agrupan, se manifiesta un pulso coherente y central que se convierte en el ritmo característico e identificable de la persona, como el ronroneo de un gato. Como el ritmo está formado por pautas vibratorias, decimos que las personas tienen una vibración central particular. Se dice que las vibraciones oscilan como ondas y se las describe mediante valores de longitud y frecuencia. Si dos o más personas vibran en la misma frecuencia se dice que están en la misma longitud de onda o en armonía. Están vinculadas. Una vez que un padre y su bebé establecen un vínculo, el padre puede intuir las necesidades del bebé. *Yoga para el bebé* trata de enseñarle cómo vincularse con su bebé de manera que pueda hacer de madre o de padre de forma intuitiva. De esta manera, usted se convierte en el experto en su bebé, y los profesionales pasan a ser sus ayudantes.

En este libro le enseñaré sobre todo ocho maneras de vincularse con su bebé: espiritual, física, emocional, ego con ego, con empatía, de manera expresiva, mental y por fortalecimiento. Cada una de ellas corresponde a un centro de energía —o chakra— diferente del cuerpo. Sincronizarse le permitirá crear un vínculo de seguridad y confianza con su bebé que puede alargarse durante toda la vida.

A través de mi experiencia con el programa de yoga para el bebé me he dado cuenta de que a todos los padres primerizos les preocupa cómo conectar con sus bebés y que sienten una cierta ansiedad por la relación física con ellos. Un recién nacido, con toda su vulnerabilidad, puede evocar todas las esperanzas, sueños y temores de un padre. No obstante, el establecimiento de confianza y seguridad en el vínculo entre padres y bebé puede cambiar la vida de este último. Este programa utiliza el yoga como un medio a través del que establecer dicho vínculo. Mediante su aplicación, las madres, los padres y los profesionales de los cuidados infantiles pueden aprender a estar cómodos y a relajarse con sus bebés. Esta sensación de seguridad y paz mental puede serles transmitida a los pequeños a través de nuestro programa de diez sesiones, reforzando la relación padres-bebé y alentando una mayor armonía, desenvoltura, seguridad e incluso serenidad.

En concreto, nuestro programa combina el yoga y la psicología. La parte correspondiente al yoga está basada en el hatha yoga, una forma que se concentra en la alineación de la columna vertebral y en el desarrollo de la flexibilidad y la fortaleza corporal. Beneficia al sistema nervioso, al endocrino y al cerebro, resultando en un aumento de la concentración mental, en una mayor estabilidad emocional y en una sensación más intensa de bienestar, tanto para los padres como para el bebé.

El programa relaciona las fases de desarrollo infantil con ocho centros energéticos corporales, que están conectados con los sistemas endocrino y hormonal del bebé. Se ofrecen movimientos específicos para estimular cada uno de los centros energéticos tanto del bebé como de los padres. A este proceso lo denomino «yoga relacional» porque tanto padre como bebé están practicando yoga juntos. Al irse desarrollando el bebé, subrayo la tarea de desarrollo implícita en cada uno de esos centros energéticos y trato de los desequilibrios y dificultades que pudieran aparecer.

Éstos son los siete centros energéticos en el cuerpo humano más un añadido oficioso:

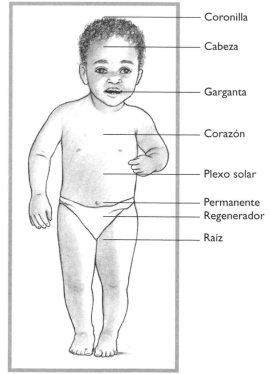

1. **El centro permanente** no es un centro oficial, sino que lo he añadido por voluntad propia. Está situado en el ombligo, donde se halla conectado el cordón umbilical, y está relacionado psicológicamente con estar centrado y sincronizado espiritualmente.

2. **El centro de la raíz** está en la zona del coxis, y se asocia con los órganos excretores; psicológicamente está relacionado con la autoconservación y la sincronización física.

3. **El centro regenerador** está situado en el plexo del sacro, y está asociado con los órganos y glándulas asimiladoras y sexuales; psicológicamente está relacionado con la sincronización emocional.

4. **El centro del plexo solar** está asociado con los órganos digestivos y las glándulas suprarrenales, y psicológicamente está relacionado con la autoidentificación y la sincronización de la voluntad.

5. **El centro de la voluntad**, asociado con el corazón, los pulmones y la glándula del timo, está psicológicamente relacionado con la autoaceptación y la sincronización por empatía.

6. **El centro de la garganta** está asociado con las glándulas tiroides y paratiroides, y psicológicamente relacionado con la autoexpresión y la sincronización expresiva.

7. **El centro de la cabeza**, asociado con el cerebro y

Coronilla

Cabeza

Garganta

Corazón

Plexo solar

Permanente
Regenerador

Raíz

la glándula pituitaria, está psicológicamente relacionado con la autorreflexión y con la sincronización mental.

8. **El centro de la coronilla**, asociado con la glándula pineal, está psicológicamente relacionado con la identidad universal y la sincronización espiritual.

En el programa de yoga para el bebé hay una serie de tres o cuatro movimientos que se lleva a cabo varias veces a fin de estimular diferentes zonas del cuerpo. El número total de movimientos por sesión puede variar entre veinte y treinta, dependiendo de la edad del bebé. La cuestión no es la precisión en los movimientos, sino la calidad de la relación que se establece cuando la madre o el padre y el bebé comparten dicha actividad.

Los psicólogos han descubierto que el arte de sosegarse a uno mismo es la herramienta psíquica más importante y que es algo que se aprende a través de la relación primigenia del bebé con quien le cuida. La capacidad de sosiego de los padres convierte al niño en alguien menos vulnerable ante las vicisitudes de la vida. Sabemos que el aprendizaje emocional es vital para el desarrollo del cerebro, y que el cerebro se desarrolla hasta alcanzar dos terceras partes de su tamaño total durante los tres o cuatro primeros años de vida. Por tanto, todo aquello que los adultos hacen con los bebés, tanto en el útero como tras el parto, es de la mayor importancia. El programa de yoga para el bebé ha sido desarrollado para aumentar el aprendizaje emocional en usted y en su bebé. El aprendizaje emocional es un proceso que dura toda la vida, y se inicia con la primera y más importante de las relaciones: la existente entre padres e hijos. Esta relación marca la pauta de la futuras relaciones entre iguales, tan importantes para un desarrollo humano saludable.

Ahora está usted preparado o preparada para embarcarse en lo que bien pudiera ser la experiencia más satisfactoria de toda su vida: vincularse con su bebé. Usted y su bebé darán y recibirán entre sí durante todas sus vidas, continuando un proceso que se inició en el útero, cuando la relación de su bebé con usted y con aquellos cercanos a usted se alargó durante nueve meses, sólo para continuar de manera natural tras el nacimiento del bebé.

El camino del yoga

Desarrollado en India hace más de cinco mil años, el yoga es una disciplina utilizada para mantener el bienestar físico y psicológico. Los beneficios del hatha yoga, la forma de práctica yóguica que utilizo en este programa, incluye una mejora de la fuerza y fortaleza físicas, un aumento de la claridad mental, mayor autocomprensión, mejor control del estrés y un bienestar general. La palabra *yoga* significa «unión» en sánscrito, y la palabra *hatha* proviene de dos términos también sánscritos: *ha* y *tha*, que significan «sol» y «luna», respectivamente. Por ello, el hatha yoga es el yoga del sol y la luna. Según las enseñanzas yóguicas, nuestros cuerpos son réplicas en miniatura del sistema solar. El sol representa la energía yang, o dinámica y radiante, mientras que la luna representa la energía yin, o magnética: las dos juntas crean totalidad o unidad. Como el objetivo del hatha yoga es situarse en armonía con «la Fuente», las facultades mentales, emocionales y físicas —el sistema solar interno— debe estar en armonía con el sistema solar externo. La armonía interior consiste en el alineamiento de las facultades físicas, emocionales, mentales y espirituales propias en relación a la armonía externa de la tierra y de otros planetas alineados en esta galaxia respecto al universo. Como nuestros bebés pueden considerarse como réplicas en miniatura del sistema solar, en nuestro programa de yoga a veces los llamamos nuestras estrellitas.

En cada una de nuestras sesiones de yoga nos concentraremos en uno de los centros energéticos del cuerpo, practicando los movimientos asociados con la estimulación de dicha zona. Un centro energético, o chakra, suele definirse como un vértice del cuerpo que tanto recibe como emite energía. Esos centros energéticos están coordinados con el sistema endocrino y el hormonal, a su vez asociado con los estados psicológicos. Los chakras son considerados como los puntos de confluencia entre el espíritu y lo corpóreo, a través de los que fluye la energía vital. El yoga es un método para estimular dichos centros, que a su vez afectan tanto al cuerpo como a la mente. Aunque se dice que estos centros energéticos cuentan con una localización corporal y se los describe asociados con hormonas del sistema endocrino, en realidad no cuentan con una forma física.

Se dice que el centro del corazón divide los tres chakras inferiores, que se consideran más relacionados con la Tierra y con las preocupaciones materiales, de los tres centros energéticos superiores, que están más conectados con los cielos y los asuntos espirituales. Pero yo prefiero considerar al centro del corazón como un unificador de los tres inferiores y los tres superiores. En el programa de yoga para el bebé, los movimientos están diseñados para ascender por el centro vertical de la columna vertebral de abajo arriba. Un movimiento que puede describirse como ascender de lo físico a lo espiritual. El yoga se concentra en el concepto de polaridad para obtener no sólo equilibrio personal sino también de la persona con respecto al mundo exterior. La energía que fluye descendiendo a lo largo de la columna se considera más relacionada con lo físico; mientras que la energía que fluye en dirección ascendente está más relacionada con lo espiritual.

En el yoga resulta esencial combinar los flujos de energía tanto ascendente como descendente a fin de alcanzar el equilibrio y crear una sensación de integridad.

El desarrollo de la energía del cuerpo es tal que su bebé empieza a vivir en el útero hecho un ovillo, que se denomina la postura fetal. Se trata de una postura tan reconfortante que incluso la adoptan los adultos en épocas de estrés. A partir de la postura fetal, el bebé empieza primero por sacar la cabeza, pero sin contar con la energía suficiente como para sentarse o permanecer erecto. Al nacer, sólo hay dos curvas en la columna vertebral, la torácica y la sacra. La curva sacra incluye los cinco huesos fusionados de la porción inferior de la columna, y es necesaria para los movimientos de las extremidades inferiores y para utilizar los pies antes de ponerse en pie. La curva torácica es la curva hacia atrás de la columna vertebral a la altura del pecho, necesaria para la ejecución de los movimientos de brazos y al gatear. Los centros energéticos del cuerpo se van activando alrededor del primer año de vida, empezando desde la base de la columna vertebral y ascendiendo de manera gradual por el centro vertical a través de la espina dorsal al irse desarrollando el cuerpo. Algunos lo llaman el árbol de la vida, con el cuerpo y sus apéndices balanceándose desde el tronco de un árbol simbólico, la columna vertebral del niño. Desde el momento en que el bebé desarrolla la capacidad de levantar la cabeza y realizar otros movimientos, empieza a desarrollarse la curva cervical, que es la que se curva hacia adelante de la columna que va desde la parte posterior de la cabeza hasta el inicio del cuello. Cuando el bebé empieza a caminar, aparece la curva lumbar, que es la que se curva hacia adelante aproximadamente hacia la mitad de la columna, a fin de facilitar la movilidad de las extremidades superiores e inferiores. Estas cuatro curvas conforman la familiar curva en forma de S de la columna vertebral.

Así pues, el árbol de la vida humana se desarrolla a medida que se activan los centros energéticos, diseminados a lo largo de la columna vertebral, desde la curva sacra hasta la lumbar, y desde la torácica hasta la cervical. A partir de entonces, la estructura infantil cuenta con todas las curvas necesarias para crear un cuerpo erecto que cuente con capacidad de movimientos y una estructura estable firmemente plantada en la Tierra y que no obstante se eleva hacia los cielos. Piense en la columna vertebral como en el árbol de la vida, y en el resto de las partes del cuerpo como en ramas que parten del tronco principal. Todo este desarrollo se basa en el flujo de energía.

Beneficios del yoga

Los saludables beneficios que aporta el yoga son numerosos: disminuye el ritmo cardíaco, la presión sanguínea, el consumo de oxígeno, el ritmo metabólico y la concentración de ácido láctico en la sangre; aumenta la actividad cerebral de las ondas alfa, el estado de descanso cerebral necesario para recargar energía; reduce la ansiedad y profundiza la relajación. En algunas personas ha refinado su capacidad de permanecer alerta, aumentado la energía y la productividad, aumentado la objetividad y la accesibilidad respecto a las emociones, disminuido la autocrítica y la dependencia de sustancias como el alcohol y las drogas. Muchas personas han informado de un aumento de la autoestima y una sensación de identidad más acusada.

El yoga enseña que toda vida es una y que toda la materia viva está conectada. Desarrolla tanto el cuerpo como las facultades mentales y emocionales. El tipo de ejercicio al que están acostumbrados los occidentales, como puede ser correr u otras actividades aeróbicas, coloca el acento sobre movimientos musculares repetitivos y espasmódicos, que causan una fatiga física extrema, que a su vez tiene como consecuencia un exceso de ácido láctico en los músculos, que causa fatiga. No obstante, en el yoga se considera que la salud es un estado en el que todos los órganos funcionan en armonía bajo el control de la mente. Todos los movimientos son lentos y graduales, con una respiración y relajación adecuadas.

El propósito principal de los ejercicios es aumentar la circulación y la entrada de oxígeno. Esto puede conseguirse mediante sencillos movimientos de la espalda y de las articulaciones, combinados con una respiración profunda. Los ejercicios yóguicos ayudan a aumentar la circulación y mantienen la elasticidad en las arterias gracias a movimientos que suministran sangre a todas las zonas del cuerpo. Si la sangre fluye de una manera constante y regular, el cuerpo puede mantenerse flexible a lo largo de toda la vida. Para contar con unos ligamentos elásticos y alargados es necesario mantener una postura adecuada y equilibrada. En el yoga se dedica mucha atención a la alineación del cuerpo y a la movilidad de la columna vertebral.

Los ejercicios yóguicos también se concentran en las glándulas endocrinas, que afectan a las emociones. Los posturas yóguicas refuerzan el sistema endocrino y ayudan a controlar las emociones mediante una profunda concentración y relajación. Se ha descubierto que el yoga contrarresta los efectos de los desórdenes nerviosos y de problemas cardíacos.

La filosofía de *Yoga para el bebé*

Su bebé es una persona única que ha llegado a su vida con un propósito. La conexión entre usted y su bebé es pura perfección, por muchas dificultades que puedan surgir. Una unión perfecta no significa una garantía ilimitada frente a las frustraciones y problemas. La concepción tiene lugar con el acuerdo de madre, padre y bebé. El bebé se crea a sí mismo durante nueve meses en el útero, donde la conexión con usted se dio según algún plano superior para beneficio mutuo. El bebé existe en varias dimensiones y se desarrolla física, emocional, mental y espiritualmente de forma continua. Pero los bebés recién nacidos son sobre todo espíritus arropados por un cuerpo.

Entre los beneficios de este programa se incluyen: un tiempo de relación especial, más confianza y seguridad entre padres y bebés, confianza paterna, mejora del sistema inmunitario, mejora del sueño, la digestión y la circulación, desarrollo neuromuscular y preparación de cara a la movilidad del bebé, así como mayor control emocional. Este programa le ayudará a aumentar sus capacidades de concentración y paciencia, ayudándole en la tarea de ayudar a que su bebé florezca para convertirse en la persona que está destinada a ser.

Puede utilizar el conocimiento de las circunstancias particulares del nacimiento de su bebé para aumentar los beneficios del programa de yoga para el bebé. Por ejemplo, las circunstancias que rodean el nacimiento pueden relacionarse más tarde con temas referentes a la personalidad, y no sólo con materias del desarrollo. Tenga en cuenta las siguientes cuestiones:

1. *¿Nació su bebé de nalgas?* Observe si el bebé tarda en realizar la transición de una actividad a otra o de una persona a otra. ¿Le cuesta dejar un sitio y entrar en otro? ¿Ofrece resistencia al ser empujado a hacer algo o bien insiste en hacer las cosas a su manera y cuando tiene ganas? Cuando aplique nuestro programa, debe permitir que su bebé disponga de más tiempo de transición.

2. *¿Fue un nacimiento rápido?* Trate de identificar si existe ansiedad o impaciencia al tratar con las cosas, y si es impulsivo (una tendencia a saltar antes de mirar). En el programa, permita que haga más movimientos y que las secuencias de cada movimiento sean más cortas.

3. *¿Fue un parto provocado?* Busque señales de obstinación y una tendencia a detenerse en medio de cualquier actividad. Algunos de los niños más obstinados han tenido un parto provocado. En este programa, permita que el bebé se detenga para luego continuar con los movimientos de manera lenta y gradual. Trabaje a favor, no en contra, de la resistencia del bebé y siguiendo su ritmo.

Existen excepciones para todos los ejemplos anteriores, pero creo que está bastante claro que las circunstancias del nacimiento indican algo acerca de la personalidad emergente y de la necesidad de efectuar modificaciones en el programa.

Especial para padres

Usted puede convertirse en alguien tan dedicado al cuidado de su bebé como su esposa. No tiene por qué dejarlo todo en manos de la madre durante la época de vinculación con el bebé. Usted también tiene un importante papel en este proceso. El programa de yoga para el bebé es un sistema estupendo para implicarse con el recién nacido. Puede contribuir a crear la capacidad necesaria para iniciar la vinculación entre usted y su bebé lo antes posible.

A veces los padres se sienten dejados de lado por las constantes atenciones que las madres dedican a los bebés. Si usted y su esposa han tenido una relación especialmente intensa y cariñosa, puede que a causa de la preocupación que ella siente por el bebé se sienta como si hubiera perdido a su pareja y como si tampoco tuviese acceso a la vida del bebé. Eso es lo que suele ocurrir durante las primeras seis semanas de la vida del recién nacido. Si pudiera usted mostrarse paciente durante las etapas iniciales de la relación amorosa entre una madre y su bebé, le sugeriría que ese es el mejor camino para volver a ocupar el primer lugar de la lista. Si la incomodidad que siente crea conflictos con la madre, puede que eso la haga pensar que su papel como madre es más difícil de lo que realmente es y acabe dedicándole más tiempo al niño. Trate de descubrir modos de participar con su pareja en el cuidado del bebé. Al hacerlo también puede hallar recompensas prácticas; por ejemplo, puede ser quien desarrolle el toque mágico para aliviar malestares estomacales.

Conviértase en alguien tan competente como su esposa respecto al cuidado del bebé, de manera que ella pueda sentirse cada vez más relajada y así soltar su preocupación. Si es capaz de permitir que vaya desarrollándose dicho proceso, su pareja se sentirá rejuvenecida y volverá a sentir interés por usted, implicándole en más actividades con el bebé en un futuro muy próximo.

Especial para profesionales de los cuidados infantiles

Los bebés necesitan algo más que ser alimentados y que les cambien los pañales. Aunque el bebé del que se ocupe no sea el suyo, recuerde que todos ellos necesitan amor y que su actitud hacia el bebé es algo que se comunica constantemente, no sólo cuando se los alimenta o cambia. Trate de que sus preocupaciones personales no afecten a las necesidades del bebé que haya sido puesto bajo sus cuidados, y acéptelo como un regalo. Si se ocupa del cuidado de ese bebé en particular como parte de su trabajo, el hecho de quererlo no le restará amor que ofrecer a sus propios hijos. Amar es un fenómeno en expansión; cuanto más se ama, más amor hay disponible, así que permítase amar a sus propios hijos y también al bebé del que cuide. Es usted una parte valiosa e importante de la vida de esa criatura, y lo que haga ahora tendrá un impacto en ese bebé durante mucho tiempo.

Es esencial permitir toda la cantidad de juego físico que requiera el bebé. A veces, los profesionales de los cuidados infantiles están tan interesados en realizar el mejor de los trabajos que se muestran especialmente protectores con los bebés y a veces restringen su energía sin proponérselo, al estar pendientes de su seguridad. Trate de asegurarse de que el bebé goza de la oportunidad de llevar a cabo sus propias exploraciones físicas, siempre que sean seguras. Es algo esencial para el desarrollo cerebral.

Bebés con necesidades especiales

Sara era una niña con necesidades especiales, pues padecía de un caso liviano de parálisis cerebral, aunque su madre vino a clase sin hacer ninguna mención especial acerca de la condición de Sara y de sus necesidades. No tardé mucho en darme cuenta de que Sara padecía cierto retraso en su desarrollo y que no era capaz de controlar su cuerpo como ocurría con otros bebés. La madre de Sara se contenía siempre que se demostraban posiciones y movimientos, que otras madres se apresuraban a imitar. Permanecía tranquilamente sentada, abrazando a su hija. Obviamente la protegía de las miradas del resto y de cualquier posible opinión acerca de si algo no iba bien.

Primero empecé a trabajar a fin de liberar parte de la tensión que albergaba en la espalda, lo que requirió dejar descansar a Sara sobre una manta durante unos momentos. Al llevar a cabo esos ejercicios, saltaba a la vista que la madre quería que Sara tuviese acceso a todos los beneficios de que pudieran disfrutar el resto de los niños. Trabajé suavemente sobre el vientre de Sara. La madre también empezó a liberar parte de la tensión y el miedo que albergaba su propio cuerpo, y luego Sara empezó a relajarse y a pasárselo bien. Era vital que la madre de Sara sintiese que ésta era aceptada y no juzgada. Como una de mis pasiones es trabajar con bebés con necesidades especiales, todo el proceso fue algo sencillo. Sara continuó con nosotros, y al igual que cualquier otro bebé, se lo pasó estupendamente y disfrutó de establecer un vínculo con su madre. Además, su madre aprendió algunas buenas estrategias para trabajar con su hija.

Los niños con necesidades especiales, incluyendo aquellos que han padecido complicaciones en el parto y/o retrasos mentales, físicos o emocionales —siempre que cuenten con la aprobación de su pediatra— pueden beneficiarse igualmente del programa de yoga para el bebé, con ciertas modificaciones.

Nacimientos múltiples

Cuando se está pendiente de las necesidades de supervivencia de más de un bebé, se siente una tan dividida que se puede llegar a perder el propio equilibrio. Es esencial poder permanecer todo lo centrada que se pueda; si surgen algunas emociones negativas, como rabia o frustración, hay que tratar de hallar un lugar o una manera de expresarlas para a continuación seguir adelante. No hay que tener miedo de pedir ayuda siempre que se necesite. Todo el mundo tiene un límite en sus capacidades, y cuando una se siente al borde del límite, hay que pedir ayuda.

Bebés adoptados

Es importante que las madres adoptivas comprendan que sus bebés están conectados con ellas. Si un bebé es alimentado durante nueve meses por una madre biológica y luego es adoptado por otra, creo que sigue existiendo una razón por la que esa determinada familia acabó recibiendo a ese bebé en particular. Por lo tanto, creo que el bebé adoptado es un regalo mágico para la familia que lo adopta, sean las que fueren las circunstancias de la adopción.

Las madres adoptivas deben darse cuenta de que nunca es demasiado tarde para crear un vínculo con el bebé y para sentir como si realmente le hubiesen llevado en su seno. Concéntrese en conectar con los ritmos de su bebé aunque éste ya no esté en el útero. Ponga una especial atención a las orientaciones que se ofrecen sobre cómo realizar los siguientes ejercicios de sensibilización respecto de los ritmos del bebé.

Una de mis clientas que había adoptado un hijo parecía algo dubitativa y celosa de las mamás que habían dado a luz a sus criaturas; creía que podían sentir la maternidad como algo más natural y por tanto más fácil. Luchaba con el proceso de hacer de madre, estaba insegura y parecía sentir ansiedad acerca de la manera en que forjar un vínculo con su bebé. Al iniciar la primera sesión fue capaz de darse cuenta de que las otras madres no gozaban de ninguna de las ventajas que ella había imaginado. Sin embargo, ella contaba con un toque instintivo para con su hijo, Sam, que respondió al ir aumentando la confianza de su madre; estaba claro que se había mostrado dubitativo con ella precisamente porque ella había sido tímida con él. Cuando algunas de las otras madres le hicieron preguntas acerca de su toque mágico, ella se mostró encantada. Poseía una habilidades maternales innatas de las que ni siquiera se había percatado, y el miedo que sentía era lo que había bloqueado su expresión. Hacia el final de la sesión, estaba emocionada consigo misma y con el pequeño Sam, y saltaba a la vista que se sentía capacitada. Aunque una sesión no cura problemas que vienen de lejos, esta madre adoptiva obtuvo una nueva perspectiva.

Nota: Al final de cada capítulo, y siempre que corresponda, incluiré información y/o consejos pertinentes para padres, profesionales de los cuidados infantiles, bebés con necesidades especiales, nacimientos múltiples, y bebés adoptados, bajo los encabezamientos apropiados.

Empezar

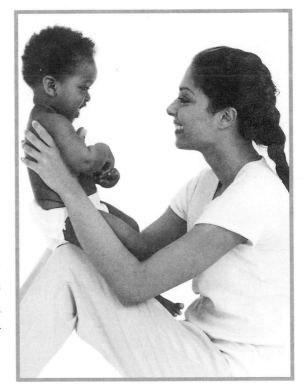

Ahora que ya ha pasado por una introducción acerca del yoga y de cómo reforzar los vínculos entre usted y su bebé, los apartados que vienen a continuación tratan acerca de lo que necesita saber para preparar su primera sesión.

Un lugar tranquilo

Elija un lugar quedamente iluminado, tranquilo y sosegado. No se exponga a la luz directa del sol, ya que los bebés son muy sensibles a la luz. Busque una estancia en su hogar que sea tranquila y limpia, con poco mobiliario y escasas distracciones visuales. Es preferible contar con un suelo enmoquetado, una alfombra gruesa o una estera acolchada. Lo mejor es utilizar cada vez la misma habitación e incluso la misma parte de la habitación, de manera que el bebé asocie ese espacio con entrar en contacto con usted.

Limpie la habitación

Mantenga limpia la zona en la que llevará a cabo la sesión de yoga. Si el bebé babea o ensucia la misma, entonces deberá limpiarla de inmediato de manera que la criatura se acostumbre a trabajar en un entorno muy higiénico. El yoga trata de limpiarse y purificarse uno mismo, y el entorno debe reforzar dicho ideal.

Practicar un ritual

A muchas personas les gusta añadir un componente ritualizado a sus sesiones de yoga para el bebé. El ritual es una manera de convertir en extraordinarias las experiencias ordinarias. Es una forma de conectar nuestras vidas cotidianas con el mundo espiritual. Comporta un mayor significado a nuestro sentido del propósito. Por todo ello, estoy a favor de añadir algo de ritual a las sesiones —por ejemplo, en forma de música o flores— a fin de aumentar el disfrute de este programa. Como se trata de una experiencia, el ritual es la única manera de intensificarla. Supone una ayuda para padres y bebés a todos los niveles: físico, emocional, mental y espiritual.

Puede relacionar cada sesión con un hito en la vida de su recién nacido. Celebramos cada centro energético concentrándonos en la naturaleza única de cada uno de ellos en el desarrollo de un bebé. A continuación aparece la planificación que me gusta seguir personalmente, pero siéntase libre para modificarla a su gusto:

- Cuando su bebé *llegue a casa procedente del hospital,* celebre el centro permanente y el misterio de la concepción y el parto.
- A las *dos semanas de haber nacido,* celebre el centro de la raíz y la voluntad de vivir del bebé.
- Al cabo de *un mes,* celebre el centro regenerador por la maravilla de estar aquí y poder disfrutar de la Tierra.
- A los *dos meses,* celebre el plexo solar y la personalidad emergente del bebé.
- Cuando llegue a los *tres meses,* celebre el centro del corazón y el amor que comparten.

- A los *cuatro meses*, celebre el centro de la garganta y todos los sonidos que emite el bebé.
- Al cumplir *cinco meses*, celebre el centro de la cabeza y las capacidades mentales, cerebrales y oculares que se van desarrollando.
- Celebre el centro de la coronilla y la conexión del bebé con el universo cuando cumpla *seis meses*.

En cada una de las sesiones que aparecen a continuación, hallará sugerencias respecto a la posibilidad de incluir ciertos aromas, colores y sonidos que se suman al disfrute de los rituales que puede realizar para cada chakra. Se trata de consejos. Proceda con el programa de yoga para el bebé como mejor le convenga, pero cree rituales que de una manera significativa amplíen la experiencia de cada centro energético a medida que vaya vinculándose con su bebé. Cada uno de los centros energéticos cuenta con su propia cualidad única, que le permitirá conectar con su bebé de una manera también particular. Algunas personas intentan definir un centro mediante un color o sonido específico para cada chakra; normalmente me parece demasiado limitado y rígido. Prefiero crear una atmósfera que encaje con la experiencia yóguica.

Suelo empezar utilizando colores que tengan un significado personal para mí y que me recuerden al centro. Dichos colores pueden ir cambiando con el tiempo. Luego selecciono una música de fondo que asocio con dicho centro, y modifico las condiciones lumínicas para crear un ambiente sosegado. Quemo incienso antes de la sesión (nunca en presencia del bebé) para limpiar el aire, seleccionando un aroma que tenga algún tipo de relación con el centro que se va a trabajar. Evite los olores fuertes que puedan irritar al bebé; pruebe con la salvia, que es suave. Si es posible conseguir flores frescas, entonces trato de obtener aquellas que me recuerden el centro, y las coloco alrededor de la habitación. También sitúo esteras en el suelo, con cojines suplementarios para reforzar la espalda, y unos cuantos pañales por si acaso. Siempre empiezo cada sesión lavándome las manos con jabón antibacteriano, me quito todas las joyas o elementos de bisutería, y me aplico crema en las manos para asegurarme de que estén suaves.

Regularidad

Intente realizar esa actividad a diario y a la misma hora. Una buena hora para el yoga es por la tarde, ya que el cuerpo del bebé ya está caliente y saciado y existen menos elementos de distracción. Pero si llega a casa de la oficina a las 19.00 y le parece que ésa es una buena hora para una sesión de yoga, entonces estupendo.

Si no cree disponer del tiempo necesario durante su ajetreada jornada, intente este ejercicio de administración del tiempo: escriba todo lo que hace durante el día, y probablemente acabará descubriendo que dispone de cierto tiempo libre en el que podrá encajar una breve sesión de yoga. Si puede identificar unos cuantos de esos momentos a lo largo del día, podría reorganizar su horario a fin de poder unirlos y así disponer de una franja horaria fija para su práctica yóguica. Las primeras sesiones deberían ser cortas, de unos diez minutos de duración cada una, para ir alargándose gradualmente hasta llegar a los veinte o treinta minutos por sesión.

Comer para pensar

Consuma alimentos ligeros y fáciles de digerir a lo largo del día, que tengan un elevado porcentaje de hidratos de carbono y bajos en grasas. Los cereales, ensaladas, fruta fresca, verduras, panes y pasta integral y el arroz integral son buenas opciones; las comidas más pesadas, como las que llevan salsas a base de crema de leche y mantequilla, deberían evitarse. Si necesita algo que le proporcione más energía, inténtelo con un vaso de zumo o bien con una taza de sopa una media hora antes de la clase. La mayoría de los practicantes de yoga son vegetarianos porque una dieta con un alto contenido en carne no contribuye a la práctica del yoga. Evite alimentar a su bebé entre una hora y media y dos antes de cada sesión. Si se hace necesario darle de comer durante la sesión, entonces proporciónele agua o un poco de leche. Pero lo mejor es haber solucionado todas esas necesidades físicas de antemano. Debería evitar comer al menos una hora antes de iniciar nuestra sesión de yoga. Las madres lactantes necesitan ingerir mucho líquido, así que tenga algo de agua a mano.

Indumentaria

Para hacer yoga lo mejor es contar con ropa cómoda. Su indumentaria debe permitirle la máxima libertad de movimientos. Para el bebé lo mejor es un pañal o incluso nada, siempre que no se quede frío. Si el bebé está desnudo, asegúrese de que la estera que utiliza para los ejercicios es impermeable, ya que la criatura puede mojarla.

Las acciones del bebé hablan por sí mismas

Para que tanto usted como su bebé adopten la actitud más adecuada para la práctica yóguica, lo más conveniente sería observar al bebé y familiarizarse con sus características físicas y sus movimientos faciales y corporales. El bebé no puede decirle lo que siente, así que deberá observarle con atención.

Trate de percibir la manera en que mueve el cuerpo. Algunos bebés se hacen un ovillo como si siguiesen en el útero, donde el entorno líquido del fluido amniótico obliga al bebé a comprimir su cuerpo. Necesitará estirar al bebé con suavidad a fin de prepararle para una existencia saludable en el actual entorno de aire, donde su cuerpecito puede expandirse y donde es necesario contar con un cuerpo desplegado. Fíjese si tuerce el pie en una dirección en particular o bien si mueve ambos pies. ¿Cómo mueve las manos? ¿Las tiene estrujadas? ¿Tiene las manos hechas un ovillo y colocadas cerca del cuerpo? ¿Le permite que se las separe dulcemente del cuerpo? ¿Le permite que le abra una mano y le estire los dedos? ¿Se resiste? ¿Le permite estirarle las piernas? ¿Se resiste? Siempre que halle resistencia no trate de forzar los movimientos.

A lo largo de estas diez sesiones contará con la oportunidad de ir ayudando a su bebé a soltar y estirar. Una vez llegado a ese punto, deberá prestar atención y tomar notas para trabajar en futuras sesiones. Fíjese qué lado del cuerpo —derecho o izquierdo— parece mover con mayor facilidad. Si muestra preferencia por un lado en particular, anímele a moverse también hacia el otro, a fin de obtener un cierto equilibrio. Si acostumbra a torcer la cabeza hacia la izquierda, incítele a que también lo haga hacia la derecha. Tome apuntes acerca de cómo utiliza su cuerpo y su flujo de energía. Mire profundamente en esos ojos nuevos y trate de obtener una impresión acerca de la persona que hay en el interior. Intente palpar su temperamento y personalidad. Ése es el principio para aprender a saber quién es su bebé.

Ponerse en situación

La técnica yóguica implica el uso de las polaridades, como por ejemplo al mover suavemente los músculos del bebé en una dirección con una mano, mientras con la otra se están moviendo los músculos opuestos en la dirección contraria, utilizando una fuerza igual de suave.

La técnica, o más bien el arte, del yoga es en realidad más importante que los movimientos y posturas físicos, porque todos los movimientos se realizan profundizando en la tierra a la vez que se asciende utilizando un esfuerzo igual hacia los cielos. Eso permite que todo el cuerpo se estire de manera gradual, cuyo resultado es una mejora completa de la salud. Deberá mover a su bebé en esas direcciones porque necesita su ayuda, aunque siempre deberá hacerlo con suavidad. Lo más conveniente sería que llevase a cabo dichos movimientos entrenándose primero con una muñeca de trapo, antes de hacerlos con el bebé. El yoga tiende hacia un uso equilibrado del cuerpo. Por ejemplo, si el bebé tiene una cierta tendencia a flexionar ciertos músculos, el yoga alienta la extensión de dichos músculos de manera que el bebé empiece a tener una cierta sensación de equilibrio al mover el cuerpo.

La actitud mental adecuada

Al iniciar cada sesión elimine de su mente todos los problemas y desazones emocionales, porque acabarían afectando al bebé. Las madres pueden relajarse mediante una serie de ejercicios de respiración profunda como el siguiente: inspire a través de la nariz mientras cuenta hasta cinco; aguante la respiración hasta llegar al número dos, luego espire a través de la nariz mientras cuenta hasta cinco y repita la secuencia durante varios minutos. Mientras realiza este ejercicio de inspiración-espiración, concéntrese en respirar cada vez más profundamente desde el vientre. Eso le ayudará a vaciar su mente de todas las preocupaciones del día, al menos durante la duración de la sesión. Su bebé podrá iniciar una sesión en variados estados de ánimo, pero la acabará de manera relajada y satisfecha.

Cómo sostener al bebé

Coloque al bebé tumbado sobre la espalda sosteniéndole la nuca con una mano y aguantándole la zona lumbar con la otra. Deposítelo suavemente sobre la estera acolchada y retire las manos que lo sostienen. No permita que el cuello sufra tensiones innecesarias.

Si el bebé está enfermo

Si su bebé está enfermo sáltese la sesión de yoga. No obstante, tenga en cuenta que el yoga puede a veces calmar un cólico estomacal poco severo.

Cómo proceder con el programa de yoga para el bebé

Los capítulos de este libro están dispuestos de manera que tanto usted como su bebé puedan avanzar a su ritmo a través de nuestro programa. Empiece con la primera sesión e intente realizar una o dos sesiones por semana, pero no más de una por vez. Fíjese en cómo reacciona el bebé frente a estos movimientos nuevos a fin de poder determinar cómo seguir adelante. También puede aumentar la frecuencia de las sesiones o la extensión de cada una de ellas si percibe que su bebé disfruta con ello. Una vez que hayan realizado las diez sesiones y estén familiarizados con todo el programa, siéntase libre para cambiar el orden de los ejercicios y realizar todas las modificaciones que le convengan.

Recomiendo que los padres practiquen yoga al menos dos o tres veces por semana, aunque creo que sería maravilloso si lo hiciesen a diario. Yo practico yoga cada día con mi hijo y he descubierto que esos momentos se han convertido en nuestro momento especial. A lo largo de su vida siempre hemos dispuesto de una hora al día para relacionarnos a través del yoga; durante dichas sesiones no se permitía ninguna interrupción proveniente del exterior. Soy consciente de la enorme diferencia que esos momentos especiales han significado en su desarrollo.

Posturas para madres y bebés

En cada capítulo aparecen descritas diversas posturas para que las intenten tanto usted como el bebé. Primero pruebe usted, de manera que pueda hallarse en una posición cómoda, y luego trabaje con el bebé. Eso debería captar la atención de la criatura, hipnotizado por lo que usted hace.

Adaptar el programa de yoga para el grupo de edad de su bebé

Cada uno de los capítulos del libro está destinado a dos grupos principales: desde el nacimiento hasta los seis meses, y de los seis a los doce meses. Un capítulo posterior trata de las necesidades de los bebés entre doce y veinticuatro meses, así como de métodos dirigidos tanto a usted como al bebé para que puedan seguir practicando yoga cuando éste vaya creciendo.

Consejos

Éstos son algunos consejos básicos —divididos en síes y noes— que le ayudarán a prepararse de cara al programa de yoga para el bebé. Sígalos a fin de establecer un vínculo sólido entre usted y su bebé.

S Í

- Sincronícese con el lenguaje corporal de su bebé. De esa manera sabrá lo que le gusta y lo que no. Ajuste la presión ejercida con las manos y los movimientos a las preferencias de su bebé. A algunos les gusta una presión firme, mientras que otros prefieren un contacto más suave; a algunos les gusta sentir la mano en movimiento, pero otros responden mejor a una mano quieta.
- Hable con suavidad, bajando el tono de voz hasta convertirlo en un susurro. El bebé reconoce la voz de su madre desde que permaneció en el útero, y le resulta reconfortante. Los bebés adoptados están todavía acostumbrándose a la voz de sus nuevas madres; utilice un tono suave y que transmita seguridad.
- Toque la piel del bebé con ternura.
- Sostenga al bebé con firmeza y seguridad.
- Muéstrese amable con su propio cuerpo y ralentice todos sus movimientos. Trate de moverse con lentitud, y luego aminore el ritmo todavía más. Si se fuerza demasiado al realizar un movimiento, puede sentirse incómoda y no disfrutar con ello.
- Concéntrese totalmente en el bebé durante toda la sesión.

N O

- No viole el espacio personal del bebé. No se acerque al bebé más de lo que a éste le resulte cómodo.
- No haga ruidos alrededor del lugar donde se encuentra el bebé.
- No hable por teléfono ni vaya a abrir la puerta de la calle durante las sesiones.
- No estimule demasiado al bebé haciendo demasiadas cosas a la vez durante una sesión.
- No continúe cuando el bebé parezca cansado. Siempre habrá un mañana.
- No deberá tener espectadores durante las sesiones hasta que haya desarrollado sus habilidades y tanto usted como el bebé estén familiarizados con los movimientos.

Empezar: preguntas más frecuentes

P: ¿Cómo sé si lo estoy haciendo bien?

R: Experimentará una alegre sensación de apertura y liberación. Si no lo siente es que probablemente no ha realizado los ajustes corporales necesarios para que pueda darse esa sensación de apertura. Algunas de las posturas pueden resultar incómodas al principio. Persuádase con amabilidad para adoptarlas y continúe siguiendo las indicaciones. Notará las reacciones emocionales en el bebé. Al principio puede que la criatura reaccione de manera negativa frente a dichos ejercicios, pero una vez que se ajuste, debería aceptar con agrado ese tipo de estimulación. La mayoría de los bebés llegan cansados al final de las sesiones y pueden ponerse un poco revoltosos antes de caer dormidos.

P: ¿Está bien practicar yoga con música?

R: Si realiza movimientos de calentamiento para abrir las caderas y los hombros, ¿por qué no abrir también los oídos? Es una cuestión de gustos personales, pero debería evitar un tipo de música que la distraiga o que no contribuya a una sensación de relajación, tipo heavy metal, grunge o rap. En vez de eso, opte por tranquilizadoras piezas de cámara, cintas de sonidos naturales o bien música new age que sugiera un estado meditativo. A muchos bebés les gustan los sonidos tranquilizantes.

P: ¿Cómo sé cuándo estoy lista para pasar al siguiente nivel?

R: Su objetivo es mantenerse siempre concentrada y a la vez alcanzar un estado mental diferente. Ofrezco algunas variantes de posturas, pero cada una de ellas cuenta con una variante suave y otra más esforzada, por lo que podrá adoptar la que se ajuste a su nivel. Debería cambiar a una postura más fácil si empieza a sentir cansancio físico, pero recuerde que los practicantes avanzados siguen beneficiándose incluso de las posturas más sencillas, porque la mente siempre está ocupada.

El centro permanente

VINCULARSE ESPIRITUALMENTE

Antonia tendía a padecer cólicos suaves de forma regular, y también me di cuenta al principio de nuestras sesiones de Yoga para bebés que se sentía incómoda. Descubrí que si la ponía sobre mis rodillas, de manera que pudiera flexionarse hacia atrás con el debido apoyo, y luego la masajeaba con suavidad de la forma que aparece descrita en este capítulo (véase el ejercicio «Abrazar el vientre», p. 52), la aliviaba bastante, y a veces incluso del todo. Después pudimos iniciar una sesión normal. El trabajo inicial de aliviarla de su aflicción pareció ser el método ideal para que prosiguiese con los ejercicios.

A fin de forjar una unión entre usted y su bebé, y establecer una conexión mutua, empezaremos con el centro del cuerpo del bebé, el vientre, al que denomino el centro permanente. Trabaje en este centro para vincularse espiritualmente con su bebé, acentuando la importancia de acoger a esta estrella única en su visita a la Tierra.

El centro permanente podría describirse de manera metafórica como la chispa original de la creación artística que denominamos vida. El centro permanente es el punto donde se origina la conciencia de toda la existencia del bebé y el punto desde el que se crea a sí mismo en el útero. Considere la concepción como la versión propia del *big bang* de su bebé, donde se origina su vida y desde donde continúa desarrollándose. El centro permanente del bebé se activa entre la concepción y el nacimiento. Durante nueve meses, toda su relación con usted pasa a través del cordón umbilical, mediante el cual su cuerpo sacia todas sus necesidades de alimentación, asimilación y eliminación. A través de la sangre que ambos comparten, le llega una información filtrada, que incluye gustos y emociones. El ombligo es la primera conexión de su hijo con algo externo a él mismo. Nos hallamos conectados a alguien más desde el principio. Todas las personas cuentan con un ombligo como recordatorio para siempre de esta conexión.

Este centro de gravedad es una posición donde puede darse una sensación de gran comodidad, y donde el bebé reunirá todas sus energías para sentirse «centrado». La palabra clave para este centro es «progresivo», porque indica la naturaleza progresiva de la conciencia desde su punto de origen. El ombligo representa en verdad la conexión más importante del bebé con usted, incluso después de que haya desaparecido el cordón umbilical. Algunos lo denominan la conexión permanente del cordón de plata, indicando una conexión progresiva con las estrellas y con la Tierra. Tras cortar el cordón umbilical, el bebé ya no recibe una alimentación física proveniente de usted, pero usted continúa alimentándole externa y emocionalmente. Esta separación simboliza que la relación entre madre y bebé pasará de ser una unión física en el útero a un apego emocional fuera de él, ya que ahora serán dos seres separados capaces de desarrollar un vínculo. Debido a la gran importancia de este centro permanente, el bebé recibe un gran bienestar al estimularle la zona alrededor del ombligo.

Siempre que pienso en ese centro, en medio del vientre, me acuerdo de cuando mi hijo tenía tres años y se lo miraba. Justo por entonces empezaba a ver *Barrio Sésamo* y me preguntó: «¿Quién puso la *O* en mi barriga?». Supongo que estaba en las primeras etapas de lo que suele denominarse «mirarse el ombligo», que en realidad significa examinar los propios orígenes.

Cuando se corta el cordón umbilical no desaparece la unión invisible entre bebé y madre, sino que continúa invisible durante el resto de la vida. Cuanta más armonía exista entre los dos, más fácil será el desarrollo progresivo de su hijo. Por eso, en este programa me concentro en métodos para que las madres puedan sincronizarse con sus bebés utilizando los ritmos propios de éstos, como el latido del corazón, la respiración y el pulso del fluido cerebroespinal. He tratado por todos los medios de ayudar a las madres a percibir esos ritmos y a ajustar los suyos propios respecto a los de sus bebés.

Finalidad física

Esta sesión se concentra en estimular el centro permanente del bebé, proporcionando bienestar y seguridad acerca de sus necesidades básicas. Esta parte central del bebé es su centro de gravedad, y provee al centro de su poder físico para ayudarle a ejecutar los movimientos físicos y ejercicios necesarios para toda su vida.

Finalidad psicológica

Psicológicamente, nos sentimos centrados cuando todos los niveles del ser —físico, emocional, mental y espiritual— se unen y trabajan hacia un objetivo definido. Cuando no ocurre así, nos sentimos escindidos, divididos, fragmentados. El objetivo de esta sesión es proporcionar la sensación de estar centrado. Después de que el bebé abandona el útero acuoso para entrar en el mundo exterior, este centro le permite confiar en que sigue estando a salvo y que seguirá teniendo satisfechas sus necesidades básicas. Los primeros meses tratan de supervivencia y el niño desarrolla la conciencia de que está bien y de que alguien le cuida. A los bebés les encanta que les reconforten y palmeen en esta zona del vientre. Un centro permanente abierto trae consigo una clara sensación de equilibrio y pertenencia. El que un centro esté cerrado provoca un sentimiento de alienación con respecto a los demás y una sensación de ir a la deriva. A esas personas las llamamos «almas en pena».

Los bebés cuyas necesidades básicas no son satisfechas al principio de su desarrollo adquieren una gran tirantez y miedo en la sección intermedia del cuerpo, provocando todo tipo de dificultades y trastornos digestivos, de asimilación y eliminación. Por lo tanto, durante los primeros meses de vida del bebé, deberá hacer todo lo posible por colmar las necesidades básicas de su hijo. Tenga en cuenta que depende de usted para ello y que todavía no puede hacer nada por sí mismo. La necesita de la manera más básica: para sobrevivir.

Mente yóguica

El centro permanente es un mini *big bang* para su bebé, desde donde empieza a tener conciencia de esta vida. Es el principio, el origen, de su universo.

Técnica yóguica

La conciencia existe siempre en muchos niveles, por muy joven que sea el bebé, incluso aunque esté en el útero. Por tanto, la técnica yóguica pone especial atención a toda estimulación externa e interna a la que pueda estar expuesto un bebé, tanto antes como después de nacer. La conversación y el tono emocional a los que una madre expone a su bebé antes de nacer son tan importantes como los alimentos que ésta consume y que afectan al crecimiento del bebé.

El ritual

El aroma adecuado para el centro permanente a fin de crear una sensación de equilibrio y aliviar la ansiedad podría ser el sándalo. Entre los colores podrían estar el plateado, por el cordón de plata de la vida. La música puede ser cualquier sonido repetitivo o hipnótico, de manera que parezca que no tiene principio, medio ni final. A algunas personas les parece que eso es lo que ejemplifica la música de Philip Glass. Debe contar con una naturaleza circular, incesante, para dar a entender la naturaleza progresiva de la conciencia.

La disposición

Una vez que haya encontrado una posición cómoda, deberá darse unos diez minutos para llevar a cabo la primera sesión con el bebé. Siéntese con la espalda apoyada contra la pared, ayudándose de un cojín firme. A menos que se especifique lo contrario, la mayoría de los movimientos que aparecen en el libro pueden realizarse en una de dos posiciones: con las piernas estiradas frente a usted en forma de V, estirando la parte interior de los muslos y extendiendo la espalda, o bien en la postura de medio loto (parecida a sentarse con las piernas cruzadas pero con un tobillo descansando sobre la rodilla contraria). Al bebé se le colocará boca arriba en el suelo, sobre una manta acolchada y entre sus piernas, o bien enfrente de sus piernas cruzadas con la cabeza en la parte más alejada de usted, de forma que pueda mirarla fácilmente en todo momento. Esto crea un círculo de energía, calidez y seguridad en el que queda envuelto el bebé al empezar el ejercicio, y le permite a usted levantar y abrazar fácilmente al bebé siempre que éste necesite ser alentado. Al pasar de una postura de yoga a otra, asegúrese de permanecer cerca de su bebé para que éste se sienta continuamente implicado en lo que usted hace. En este trabajo no hay posturas rígidas. La técnica y el proceso son lo que cuenta. Recuerde que todas las demás posturas requieren de un centro poderoso y del uso de los músculos abdominaless, de manera que este centro puede llegar a convertirse en la base de todos los movimientos y ejercicios futuros. Los ejercicios para el centro permanente son los mismos para todas las edades, desde el nacimiento hasta los doce meses.

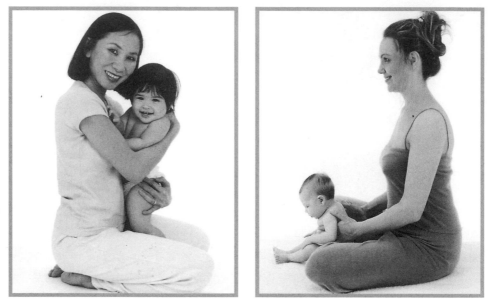

POSTURA PARA LA MADRE   POSTURA PARA LA MADRE

Posturas para la madre

A estas alturas, ya habrá descubierto cuál es la posición básica en la que más cómoda se siente, la que le permite concentrarse en el bebé y a él hacerlo en usted. Si realizó los primeros movimientos en una postura de piernas cruzadas,
intente cambiar a la postura en forma de «V» o bien de rodillas sentándose luego sobre los talones, con los pies metidos por debajo de las nalgas, para así disponer de mayor altura respecto al bebé y poder estar al tanto de sus reacciones
frente a sus movimientos.

RESPIRACIÓN ABDOMINAL

1. Con el bebé situado en el suelo frente a usted, empiece a concentrarse en
    su propio abdomen. Respire hondo y profundo, con el abdomen, para
    que las respiraciones lleguen a los lugares que todavía puedan estar dolo-
    ridos a consecuencia del parto.

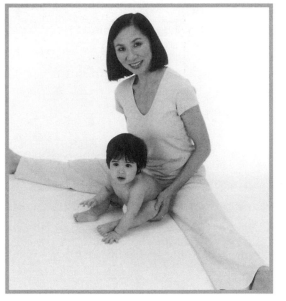

POSTURA PARA LA MADRE

2. Empiece respirando hondo mientras cuenta a ritmo lento, de manera que
    su respiración se expanda en profundidad y anchura tanto por el tronco
    como por la espalda. Repítalo cinco veces, con inspiraciones y espiracio-
    nes parejas, o hasta que el bebé empiece a inquietarse, en cuyo caso debe-
    rá recogerlo del suelo y tranquilizarle mientras sigue respirando hondo.
    Eso suele conseguir calmar a los bebés, y su respiración adoptará un ritmo
    parejo.

FROTAR EL VIENTRE

1. Coloque una mano sobre el estómago del bebé y frótese su propio vientre
    lentamente en círculos con la otra mano. Puede utilizar cualquiera de las
    dos. Utilice la mano entera para sentir su calidez en contacto con el vien-
    tre. Es una técnica muy reconfortante que puede ser utilizada para aliviar
    trastornos estomacales.
2. Los toques deben ser circulares y siguiendo el sentido de las agujas del re-
    loj, suaves, nunca duros o forzados. Las madres embarazadas saben hacer-

lo de manera natural, pero una vez que dan a luz al bebé, suelen olvidar los beneficios de este proceso. No es necesario meter el estómago; sólo hay que dejarle hacer lo que le resulte más cómodo. Repita el ejercicio al menos hasta recibir treinta toques, o bien entre tres y cinco minutos.

SEGUIR EL RECORRIDO DEL COLON

1. Mientras todavía tiene la mano sobre el estómago del bebé, aproveche para utilizar las yemas de los dedos y seguir el recorrido del colon en sentido ascendente por el costado derecho del cuerpo, desde la base del interior del hueso de la cadera hasta la parte superior del interior del mismo hueso.

2. A continuación, desplace la mano sobre el estómago, de derecha a izquierda, a lo largo del colon transversal.

3. Luego descienda por el colon por el lado izquierdo del cuerpo, desde la parte superior del interior del hueso de la cadera hasta la base del interior del mismo hueso, recorriendo esas partes con la yema de los dedos por la parte externa del vientre. Eso le permitirá familiarizarse con la zona del colon y el centro permanente, de manera que podrá reconocerlos en su bebé de cara a movimientos futuros.

4. Repita la secuencia cinco veces.

ELEVAR LA PELVIS

1. Si ha adoptado una postura arrodillada o bien está con las piernas cruzadas, cambie a la posición en forma de V. El bebé deberá gozar de una cómoda visión de su rostro mientras permanece tendido en el suelo, frente a usted.

2. Levante las piernas adoptando la posición en forma de «V» para facilitar una suave elevación del perineo.

3. Baje las piernas a fin de sentir la elevación y relajación de la zona inferior

de la pelvis. Ésta suele ser una zona del cuerpo que queda agotada como consecuencia del embarazo y el parto.

4. Repita la secuencia cinco veces.

Posturas para el bebé

Empezando por frotar el vientre y continuando hasta los ejercicios de respiración básica, está usted a punto de crear un vínculo muy especial con su bebé. Siga estas posturas en el orden en el que aparecen aquí y concéntrese en la sensación de conexión entre usted misma y el bebé. Tenga en cuenta que cuanto más pequeño es el bebé, más cortas deben ser las sesiones. A veces, para empezar, basta con entre tres y cinco minutos. Asegúrese de que el bebé no tiene hambre y de que no se ha ensuciado antes de seguir con el siguiente ejercicio de la sesión. Siempre cuenta con la opción de detenerse y descansar un poco, para después volver a continuar.

SENTIR EL RITMO

1. Coloque con suavidad su mano preferida (la derecha para las personas diestras y la izquierda para las zurdas) sobre el estómago del bebé y sienta los ritmos de su respiración y de sus intestinos. Distinga ambos ritmos: ¿a qué suenan? Sienta la expansión y contracción de la respiración y cómo se eleva el diafragma, así como los movimientos en el estómago.

2. A continuación, trate de utilizar su mano menos preferida (sentirá cosas diferentes con manos diferentes); ¿qué le parece? Vincúlese a su bebé uniendo su respiración a la de él. Sienta su ritmo y ajústese.

3. Tras unos cuantos ciclos respiratorios, ambos estarán respirando al unísono, siendo muy confortante tanto para usted como para la criatura. La mano es una extensión de la energía del corazón, por lo que a través de ella puede enviar una energía llena de cariño y amor. Una mano tranquilizadora sobre el vientre del bebé es una manera de permanecer conectados y

de saber que su madre se ocupa de él. El bebé se sentirá reconfortado, centrado y apoyado emocionalmente. Siga así entre tres y cinco minutos.

SEGUIR EL RECORRIDO DEL COLON

1. Empiece a seguir el recorrido del colon del bebé mediante un masaje lento y suave practicado con el dedo índice y pulgar de una mano mientras recorre el colon por el lado derecho del cuerpo de la criatura.
2. Recorra el colon transversal, pasando por la zona del ombligo, desde el lado derecho al izquierdo.
3. A continuación, siga el recorrido del colon descendente por el lado izquierdo del cuerpo. Esta técnica le será muy útil en caso de que el bebé padezca un cólico estomacal. Los bebés que sufren cólicos suelen apretar las piernas contra el cuerpo y dar la impresión de que tienen espasmos. No tema utilizar la mano para suavizar la zona que dé la impresión de padecer el espasmo; la calidez de una mano puede ser muy útil a la hora de aliviar dicha molestia. Los bebés responden muy bien a este tratamiento. También es muy adecuado para aliviar dolores producidos por acumulación de gases.
4. Repita la secuencia cinco veces.

RESPIRAR CON EL VIENTRE

1. A fin de alentar la respiración abdominal —algo que los bebés suelen hacer de manera natural al inspirar—, espere hasta que el bebé inspire. Después de que lo haga tome en sus manos las nalgas y las piernas del bebé y empújele las piernas contra el estómago, flexionando las rodillas, durante unos instantes. Mantenga esta postura mientras el bebé inspira y espira unas cuantas veces.

2. A continuación, libere las piernas al tiempo que el bebé espira. Este movimiento tan sencillo alienta la respiración abdominal. Repita la secuencia cinco veces, siguiendo el ritmo respiratorio del bebé.

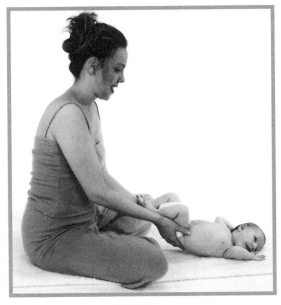

RESPIRAR CON EL VIENTRE

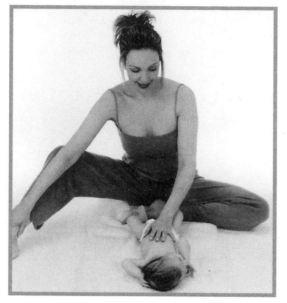

ABRAZAR EL VIENTRE

ABRAZAR EL VIENTRE

Este tipo de toque está diseñado para proporcionar un masaje suave a los órganos internos y a la piel de esa zona.

1. Abrace el vientre del bebé con una mano o con ambas, dependiendo de lo grande que sea. Sienta inspirar al bebé.
2. Cuando el bebé esté a punto de soltar la respiración, levante la mano con suavidad.
3. Vuelva a posarla cuando el bebé inspire. La reacción de la criatura debería ser de contento. Recuerde que este suave masaje del vientre estimula la digestión y facilita la liberación natural de gases.
4. Repita la secuencia cinco veces. Descanse unos cuantos segundos entre las repeticiones.

Observaciones

Fíjese en las reacciones del bebé a lo largo de la sesión a fin de familiarizarse con lo que le gusta y le disgusta. Eso la ayudará a determinar su comportamiento en futuras sesiones.

¿Se tranquilizó el bebé a lo largo de la sesión o se fue intranquilizando cada vez más? Si empezó a intranquilizarse más vale que revise la manera en que lo toca; puede que no sea correcta para él. A algunos bebés les gusta que les tomen en brazos, a otros no. ¿Qué prefiere el suyo?

¿Le gusta empujar con los pies, brazos y cuerpo? Empujar es más fácil que estirar, ya que todavía no cuenta con la fuerza necesaria como para estirar.

Preguntas más frecuentes

P: ¿Por qué los bebés necesitan relajarse? ¿Es que no lo están ya de por sí?

R: Los bebés necesitan ajustarse al pasar de un entorno líquido a otro de aire. También tienen que aprender cómo reaccionar frente a sus padres, ya que es la primera vez que tratan con otros seres humanos. A menudo son capaces de sentir el estrés de padres que no están acostumbrados a cuidar de un hijo. La ansiedad puede ser contagiosa, incluso en el caso de los bebés.

P: No puedo conseguir que el bebé me mire durante la sesión. ¿Qué puedo hacer?

R: Para atraer la atención de su bebé, lo mejor es tratar de hablarle continuamente con una voz lenta y dulce que le resulte tranquilizadora. También puede realizar los movimientos más cerca de él —estirar la espalda de manera que su rostro se acerque más al de él— para que siempre pueda sentir su presencia.

P: Me resulta difícil soltar los traumas del día durante nuestra sesión de yoga. ¿Cómo podría liberar mi mente de esos obstáculos para poder pasar un tiempo mejor aprovechado con mi bebé?

R: La clave son los ejercicios de respiración lenta y profunda (véase el ejercicio «Respirar con el vientre», p. 51). Visualice cada uno de los pensamientos intrusos como si fuesen hojas cayendo de un árbol y acumulándose en un montón que va depositando en un contenedor. A continuación saque el contenedor a la calle, y recójalo al final de la sesión. Sea amable con usted misma cuando su mente vague, y oriéntela con amabilidad de regreso al programa.

Nacimientos múltiples

Si ha sido lo suficientemente afortunada como para dar a luz a más de un bebé a la vez, puede utilizar el programa de yoga con varios de ellos simultáneamente. Muchos de estos movimientos pueden realizarse con dos bebés al mismo tiempo. Por ejemplo, se puede abrazar el vientre de los dos niños si la madre apoya una mano en cada uno. Trabaje de forma alternativa con uno o dos bebés, dejando al otro tendido sobre el suelo. La parte más difícil reside en saber si puede concentrar la atención en más de un bebé a la vez. Si se concentra en dos a la vez, asegúrese de enviar energía a ambos. Si desea alternar, entonces concéntrese en uno y permita que el otro(s) se mueva(n). Permanezca tan tranquila y relajada como pueda.

El centro de la raíz

VINCULARSE FÍSICAMENTE

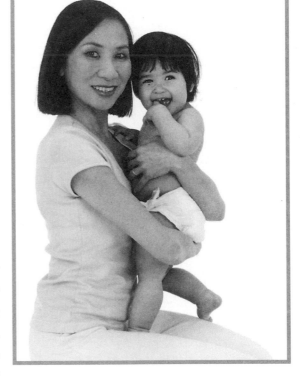

La mamá de Sally parecía creer que ser madre era una batalla. Así que organizó un programa muy rígido para Sally que incluía comer, dormir, cambio de pañales y actividades diversas. Este programa se basaba en las recomendaciones generales que ofrecen los pediatras para la mayoría de los bebés de la edad de Sally (tres meses), pero no específicamente diseñados para Sally. Si Sally llegaba un poco más tarde a clase porque eructaba o dormitaba más de la cuenta, su madre se enfadaba y se disculpaba en su lugar. La madre de Sally creía que podía medir su éxito como madre en la medida en que podía hacer cumplir un programa a su hijita.

Pero para que un bebé se ajuste a un programa hace falta un poco de tiempo, y ese programa también puede variar a consecuencia del crecimiento del bebé. Aunque un horario cronometrado puede ayudarle a gestionar esta nueva parte de su vida como madre, debe mostrarse flexible; la mayoría de los bebés (y de los niños) no se adaptan bien a un programa demasiado rígido.

Al trabajar con el centro de la raíz de Sally, animé a su madre a pasar algo de tiempo con una mano descansando sobre su propio estómago y la otra sobre el de Sally, a fin de que sintiese las diferencias de ritmo de sus cuerpos. Sus observaciones acerca de Sally fueron cambiando con el paso de las semanas. La niña seguía sin haberse acomodado a ningún ritmo en particular, y sus movimientos intestinales no seguían ninguna pauta horaria. Parecía que incluso necesitaba tomas entre horas. Al trabajar juntas, su madre empezó a concentrarse más en el bebé y a desarrollar rutinas que le iban mejor a Sally. Si el bebé se cansaba en medio de una sesión, yo insistía en que se tomase un descanso y continuase al día siguiente. Aunque la madre argumentaba que Sally no había acabado la sesión, yo le sugería que ambas podían quedarse por allí y observar a las demás. Poco a poco la madre de Sally fue relajándose y entrando en el flujo de lo que yo denomino el «tiempo yóguico», durante el cual lo mejor es tomarse las cosas como llegan y no tratar de forzar nada. Sólo entonces Sally empezó a tener un comportamiento más rítmico y predecible.

«Cuanto más profundas son las raíces, más alto crece un árbol.» Ese proverbio describe perfectamente el enfoque de esta sesión, que trata del centro de la raíz, a través del cual, los progenitores se vinculan físicamente con sus bebés. A esta zona suelo denominarla el generador del bebé, ya que el centro de la raíz es donde se genera la vida. Todo generador necesita combustible para generar electricidad; su bebé necesita suficiente combustible para sustentar su vida y reforzar su voluntad de vivir. Las madres damos a luz desde este centro, y ése será el punto central de interés del bebé durante su primer año de vida. Aunque la mayoría de las funciones del centro de la raíz tienen que ver con la supervivencia física, sabemos que los bebés que son alimentados físicamente de manera adecuada pero que sufren carencias emocionales, no acaban de florecer. Incluso corren el riesgo de no sobrevivir. Ambos tipos de alimentación —tanto física como emocional, y que son estimuladas en el centro de la raíz del bebé— son necesarias para sustentar la vida de su hijo hasta que cuente con la suficiente energía como para hacerlo por sí mismo.

Si el centro permanente es la chispa originadora de la obra de arte que es la vida, el centro de la raíz es el generador de toda la energía requerida para lograr todo lo que la propia vida exige. Es el lugar donde son colmadas todas las necesidades básicas de supervivencia.

Desarrollado sobre todo entre el nacimiento y los doce meses de vida, el centro de la raíz es el centro energético situado en la base de la columna vertebral. Puede encontrarse localizando el músculo perineal, que se extiende desde el coxis hasta el pubis. Este músculo tiene forma de ocho, y serpentea alrededor del orificio anal extendiéndose hacia el orificio vaginal en la mujer o hacia el escroto en el hombre. Como el ∞ es el símbolo del infinito, llamo a esta marca, que está grabada en el cuerpo humano desde el momento de nuestra llegada a la Tierra, nuestra «huella infinita».

Una madre que haya dado a luz recientemente puede notar su propio centro de la raíz porque lo que siente tan presente durante la menstruación, el embarazo y el parto es precisamente el perineo. Durante el parto, el perineo desciende gradualmente con el aumento de peso del feto que se desarrolla, hasta que durante el nacimiento se utiliza la mayor parte de la energía del centro de la raíz para empujar una nueva vida a nuestro mundo.

Tras el parto de un recién nacido, esta zona perineal está tierna y dolorida, sobre todo si se ha sufrido una episiotomía, una incisión quirúrgica para ensanchar el orificio vulvar a fin de facilitar el parto. Por lo tanto, toda estimulación física de la zona perineal debe ser realizada con suavidad. Cuando el bebé vaya madurando irá adquiriendo mayor movilidad, y usted sanará coincidiendo con ese incremento en el nivel de actividad infantil; en pocos meses será usted capaz de utilizar esos músculos con mayor vitalidad. Los necesitará para hacer frente a los rigores de cuidar a un bebé activo y para volver a conectar sexualmente con su pareja.

Podrá sentir la zona perineal —el centro de la raíz— practicando la interrupción del flujo de orina mientras esté sentada en el retrete. Cuando entre en contacto con el perineo, la zona perineal se eleva y contrae, cerrando el centro de la raíz. Tras el nacimiento, los músculos de la zona perineal deben recuperar su tono. Eso suele ocurrir de manera gradual, al cabo de varios meses.

El propósito de los movimientos de esta sesión es estirar las piernas y pies del bebé de manera que la energía del centro de la raíz descienda por las extremidades inferiores, ayudándole a enraizarse en el suelo y permitiendo que utilice las piernas y acabe caminando.

Los primeros meses de vida están relacionados con la supervivencia física, y todas las necesidades del bebé en rápido crecimiento se concentran en comer y eliminar. Puede que descubra que el bebé exhibe un marcado enfoque oral y que tiende a torcer la boca y que trata de mamar de cualquier cosa que le estimule la zona de la boca. Es el llamado comportamiento de «enraizamiento»; como el centro de la raíz está relacionado con los órganos de eliminación, la vejiga urinaria y el colon, puede considerar el vínculo existente entre la toma de alimentos y la eliminación de residuos como parte del proceso de enraizarse en la Tierra. Cuando el bebé come, está alimentando el generador del centro de la raíz. Cuando sus necesidades mamarias y alimenticias estén satisfechas, su bebé aprenderá que puede confiar en que el mundo adulto le proporcione todo lo que necesite. En pocas palabras, el centro de la raíz es donde el cuerpo del bebé empieza a aprender cómo procesar los alimentos en un entorno de aire a fin de colmar sus necesidades físicas. Cuando esas necesidades son colmadas de forma adecuada, el bebé siente tener derecho a estar aquí, y se refuerza su voluntad de vivir.

Finalidad física

Es esta sesión usted se vinculará físicamente con su bebé y aprenderá a predecir sus necesidades. Si es madre lactante, ya se habrá armonizado físicamente con el bebé porque su cuerpo siente la ansiedad de proporcionar leche más o menos al mismo tiempo que el bebé llora pidiéndola. Esta conexión no se limita a un ámbito físico, ya que puede suceder tanto si usted se halla junto al bebé como lejos. Si no da de mamar pero utiliza biberones, también puede que esté armonizada con el bebé. Puede sentir el momento en que su bebé se siente hambriento antes de que empiece a agitarse y empezar a preparar el biberón de manera que esté listo justo cuando la criatura empieza a llorar. Anticipar las necesidades físicas del bebé es un ejemplo de vinculación física.

No obstante, el sostén meramente físico no es suficiente para el desarrollo de los bebés; para sentirse plenamente alimentados por la Tierra, también necesitan el amor que acompaña al sustento. No hay un gesto de amor más grande que una manos cálidas que proporcionen alimento, así que cuando alimente a su bebé compruebe su estado de ánimo y asegúrese de estar enviándole amor con cada gota de leche. Cuando dé de mamar al bebé, deshágase de su propia rabia, malestar y resentimiento, así como de cualquier intrusión innecesaria, de manera que durante la lactancia alimente al bebé tanto con leche como con sentimientos positivos.

Finalidad psicológica

A través del centro de la raíz aprenderá a permitir y alentar el crecimiento físico del bebé de manera que pueda empezar el desarrollo de sus capacidades motoras y su cerebro, así como el sentido de la exploración. Es precisamente esta exploración del entorno y de las personas que lo rodean lo que permite el desarrollo del cerebro del bebé. Al hacerlo, está usted estableciendo una relación de confianza con su bebé. Cuando el bebé tiene una necesidad física, usted se la colma, de manera que se da cuenta de que se le cuida, de que es querido y valorado. En los primeros doce meses, el niño desarrolla una sensación de permanencia de objetos, lo que significa que los objetos que desaparecen de la visión siguen existiendo en su mente. Eso es necesario para sentirse seguro de que tanto si la ve a usted como si no, confíe en que usted sigue existiendo. Se trata de un paso psicológico esencial para un desarrollo saludable. Cuando el centro de la raíz de un hijo está desequilibrado, puede asaltarle el temor de que no sobrevivirá. Mediante las sesiones de yoga será usted capaz de trabajar para liberar esos miedos. Fuera de las sesiones de yoga, puede ayudar a que su hijo desarrolle un sentido de la seguridad atendiendo a todas sus necesidades de supervivencia tal como son expresadas y asegurando a su bebé que siempre estará ahí.

La voluntad de vivir es algo necesario para el desarrollo de cualquier bebé. Si en cualquier momento de la vida mengua la energía desarrollada por el generador, por el centro de la raíz, la voluntad de vivir también menguará. Los ejercicios de esta sesión se concentran en medios de estimulación del centro de la raíz y de alimentar la voluntad de vivir.

Mente yóguica

Es esta sección se hace hincapié en el generador humano y en todos sus productos naturales. Los alimentos se toman de la Tierra para ser reciclados de regreso a la Tierra como excrementos, para su posterior utilización. Desde este punto de vista resulta difícil imaginar por qué algunas personas consideran las heces como algo sucio, como algo de lo que sentirse avergonzado o de lo que burlarse, o como algo vergonzoso que necesita ser ocultado. La mente yóguica percibe la energía del centro de la raíz expresada como los productos del centro de la raíz. El resultado de todo ello es que la mente yóguica aprecia de manera natural la belleza de este proceso y su conexión con la Tierra.

Técnica yóguica

Para crear una sólida conexión con la Tierra y permitir que su bebé acabe caminando de manera natural y sin dolor, es necesario estimular el flujo de energía por sus pies y tobillos. Distribuir el peso del bebé de forma pareja entre sus pies permite que el modo de andar sea regular y equilibrado. El alineamiento cervical ocurre de forma natural a partir de esta sólida base. Los ejercicios de esta sesión prepararán al bebé para aprender a caminar con el peso de su cuerpo distribuido de manera equitativa entre cada pie.

El ritual

Para trabajar con el centro de la raíz, disponga el lugar habitual donde practique yoga con música relajante y una iluminación tamizada. Si utiliza incienso, pruebe con aromas amaderados. Pruebe con una música de ritmo suave, como la amazónica, o bien añada tambores africanos de fondo. Utilice cualquier color tierra.

Posturas para la madre

A algunas mujeres embarazadas estos ejercicios les resultarán familiares; en Occidente se conocen como los ejercicios Kegel, pero en realidad están basados en el yoga. En esta tradición se denominan *mula banda*, por el movimiento de cerrar el centro de la raíz.

Siéntese adoptado la postura en «V» o bien con las piernas cerradas, con el bebé en cualquier posición que sea natural, e intente hacer estos movimientos básicos. Ambas posturas sentadas pueden modificarse para estirarse de una de estas cinco maneras básicas:

1. Permaneciendo sentada, adelante el cuerpo a partir de la cintura con las manos en las rodillas (o sujetando al bebé).
2. Permaneciendo sentada, eche el torso hacia adelante y hacia arriba mientras inspira. Espire al volver a la posición inicial, metiendo la pelvis y manteniendo las manos en las rodillas.

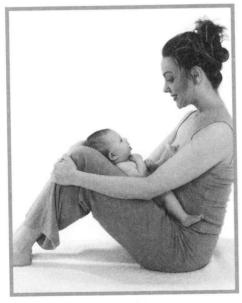

POSTURA PARA LA MADRE

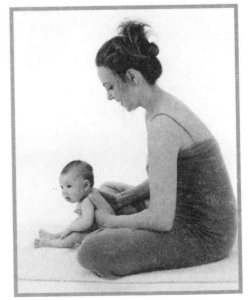

POSTURA PARA LA MADRE

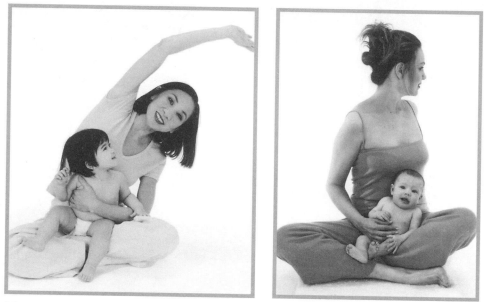

POSTURA PARA LA MADRE   POSTURA PARA LA MADRE

3. Permaneciendo sentada, inclínese desde la cintura hacia un costado con el brazo extendido. Permita que su peso fluya hacia la derecha, de nuevo hacia el centro, y luego hacia la izquierda, con las nalgas bien firmes en el suelo. Lleve la nariz hacia la rodilla derecha y luego hacia la izquierda.

4. Torsión vertebral: siéntese colocando las piernas en la postura de V, con las plantas de los pies hacia dentro de manera que se miren entre sí, o bien con las piernas cruzadas. Coloque las manos sobre las rodillas. Estire la espalda y gire la columna vertebral hacia la derecha a la altura de la cintura. Vuelva a girar, en esta ocasión con la mano izquierda sobre la rodilla derecha, y mire por encima del hombro derecho mientras se estira a partir de la cabeza. Repita la torsión del lado izquierdo, manteniendo las nalgas en una posición firme en el suelo. Inspire al girar y espire al regresar al centro sin hundir el pecho.

5. Permaneciendo sentada, con las piernas flexionadas y las plantas de los pies juntas, y con las manos descansando en los muslos, levante la zona perineal tensando los músculos perineales, que controlan el flujo de orina; practique la elevación y el descenso de la zona perineal contrayendo y sol-

tando este músculo. Realice esta contracción, que contrae de manera natural el abdomen, en cinco ocasiones, soltando los músculos abdominales al final de cada una de ellas. Mantenga cada una de las contracciones mientras cuenta hasta dos.

Posturas para el bebé

MASAJE DE PIES

El toque utilizado para estimular las plantas de los pies debe ser suave y tranquilizador. Recuerde que un masaje de pies estimula todos los meridianos energéticos y órganos del bebé, y que es una buena preparación para aprender a andar. También se sabe que alivia la tensión en pies y tobillos. Los pies de los bebé están calientes, tienen la piel elástica y los dedos giran con facilidad.

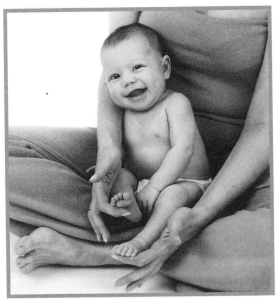

MASAJE DE PIES

1. Coloque al bebé en cualquier posición que a usted le resulte cómoda para trabajar con él.

2. Situando cuatro dedos en el empeine del pie del bebé y el pulgar en la planta, empiece a frotársela con dicho dedo. Algunos bebés prefieren el masaje de pies en el dorso del pie porque la planta es demasiado sensible; si así ocurre con su hijo, puede que sienta cierta agitación al masajearle las plantas.

3. A continuación, realice movimientos circulares con la zona carnosa del pulgar o del índice a lo largo de la planta del pie del bebé. Haga lo mismo en ambos pies.

4. A algunos bebés les gusta que les tomen los pies. Sostenga el pie a la altura del tobillo pasándole una mano por debajo del mismo y la otra por encima del dorso del pie.

5. Con un dedo de la mano que descansa en el dorso separe uno a uno los dedos de los pies del bebé.

6. Empiece a masajear las plantas de los pies del bebé ayudándose del pulgar y realizando un movimiento circular; primero un pie y luego el otro.

7. Realice esa rutina entre tres y cinco minutos.

CÍRCULOS CON LOS DEDOS DE LOS PIES

Las madres deberían intentar este ejercicio en ellas mismas antes de hacérselo a sus bebés. El ejercicio nutre al pie y le permite desarrollarse de la manera más natural.

1. Coloque al bebé en el suelo, entre sus piernas, que deberán estar en la postura de V, e inclínese por encima de él a partir de la cintura, acercando su propia cabeza al nivel de los ojos del pequeño. Sus piececitos deben descansar en el pubis materno y su cabeza debe estar separada del cuerpo de la madre.

2. Una vez tenga al bebé centrado, sostenga el talón de su piececito derecho y levántelo con la mano izquierda, sosteniendo el tobillo con seguridad.

3. Sostenga los cinco dedos de los pies en la palma de su mano derecha.

4. Agarre los dedos de los pies en grupo y ayúdelos a que realicen círculos en el sentido de las agujas del reloj. Repita el ejercicio cinco veces, descansando entre cada repetición.

5. Haga lo mismo en dirección contraria también cinco veces.

6. Repita todos estos pasos con el otro pie del bebé.

CÍRCULOS CON EL TOBILLO

Intente hacer primero este ejercicio usted misma para conocerlo mejor.

1. Coloque al bebé tendido en el suelo boca arriba, entre la «V» de sus piernas, o bien sitúelo en cualquier otra postura que le resulte cómoda. Sostenga la pantorrilla derecha del bebé por debajo de la rodilla, pero sin hacer fuerza, con la mano izquierda.

2. Ayudándose con la mano derecha, haga que el pie derecho del bebé gire en círculos en el sentido de las agujas del reloj.

3. Repítalo cinco veces, descansando entre cada repetición.

4. Ahora realice círculos en el sentido contrario también en cinco ocasiones.

5. Repita la secuencia con el pie izquierdo.

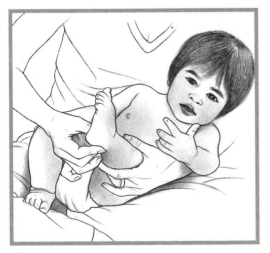

CÍRCULOS CON EL TOBILLO

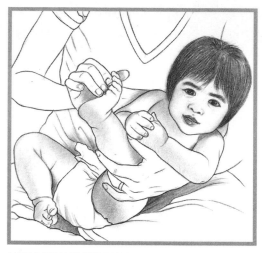

APUNTAR Y FLEXIONAR EL TOBILLO

APUNTAR Y FLEXIONAR EL TOBILLO

Realice primero este ejercicio en sus propios pies y sienta cómo se energizan.

1. Extienda la pierna derecha del bebé hacia arriba.
2. Coloque la palma de su mano derecha contra la suela del pie derecho flexionado del bebé, y con su mano guíe el pie para que apunte hacia sí mismo (flexionar) o hacia fuera, hacia usted (apuntar). Eso energizará sus pies.
3. Repita el movimiento cinco veces, descansando entre cada repetición.
4. Repítalo con la pierna izquierda.

Posturas para bebés de seis a doce meses

Los bebés que tienen seis meses o más son más activos y es necesario colocarlos en una postura diferente a fin de atraer su atención. Realice los ejercicios descritos anteriormente, y luego inténtelo con estos adicionales mientras se sienta con la piernas cruzadas teniendo al bebé sentado frente a usted. Asegúrese de que el bebé está de cara a usted.

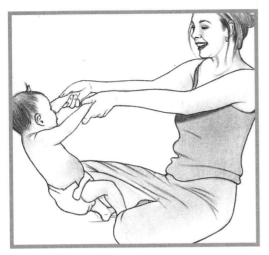

SENTARSE E INCORPORARSE

SENTARSE E INCORPORARSE

Tome al bebé por las manos y tire de él para que pase de estar sentado a incorporarse. Le encantará.

CAMINAR

Sentada con las piernas en forma de V, deje que el bebé dé pequeños pasitos a lo largo de sus piernas para estimularle a andar. Utilice un apoyo (silla, mesa, sofá) para que el bebé pueda apoyarse al andar o bien permita que se siente a descansar si eso es lo que prefiere. A los bebés les gusta sentir que patean algo a fin de notar poder y expresar su presencia.

Observaciones

Yoga para el bebé no versa sobre hacer ejercicio, sino que trata de una estimulación suave que tiene lugar mientras se vincula con su bebé. Si el bebé ofrece resistencia, entonces detenga el programa y descanse. Éste no es un programa que hay que seguir estrictamente, ni siquiera a un ritmo determinado. En lugar de ello deberá concentrarse en entrar en contacto con los ritmos propios del bebé, así que relájese. Colóquese una mano sobre el estómago y la otra sobre el estómago del bebé, con suavidad. Sienta cómo se mueven tanto el uno como el otro. Sienta ambos ritmos y fíjese en las similitudes y diferencias. Eso le resultará muy reconfortante al bebé. Podrá proseguir con el programa una vez que vuelva a estar tranquilo. Si vuelve a percibir que está cansado o bien llora o se mueve demasiado, deje el resto para mañana.

Preguntas más frecuentes

P: Mi bebé me daba muchas patadas cuando estaba en el útero. ¿Qué significa? ¿Quiere decir que será muy activo?

R: No necesariamente; puede que sólo se esté expresando a sí mismo y sintiendo su poder resistiéndose a otra fuerza.

P: Mi bebé da patadas sólo con un pie. ¿Por qué?

R: Tal vez estuvo colocado en el útero de una forma que le dificultaba el movimiento del otro pie. Concéntrese en intentar equilibrar el uso energético del cuerpo estimulando el lado que no utiliza tanto mediante estiramientos y masaje.

P: Mi bebé come mucho, y temo que cuando sea mayor sea gordo. ¿Debo limitar la cantidad de leche en cada toma a fin de evitar que más tarde tenga sobrepeso?

R: No es necesario. Sólo tiene que dar de mamar a su bebé hasta que éste le indique que ha acabado. Luego dele unos golpecitos suaves en la parte inferior de los pies para animarle a tomar todo lo que necesite, de manera que pueda aguantar más entre tomas. No aliente picotear entre comidas, ya que confunde los ritmos.

El centro regenerador

VINCULARSE EMOCIONALMENTE

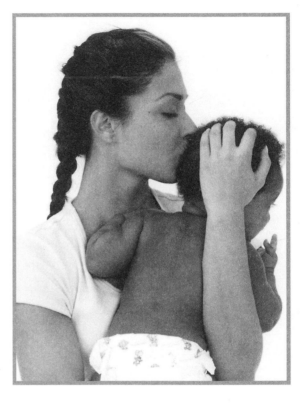

Cuando James y su madre llegaron a clase, ella se sentía sofocada y muy cansada. James era un niño especialmente grande y desde su nacimiento estaba en el percentil más alto en cuanto a peso y estatura. Estaba claro que su peso agotaba a su madre. Pero también existía otro motivo para la fatiga de la madre de James. Éste quería que le llevasen continuamente a todas partes, de manera que sus ojos pudiesen absorber toda la información posible. A los tres meses, su curiosidad sobrepasaba con mucho la que correspondía a su capacidad física, y había aprendido cómo conseguir que su madre le llevase a todas partes para así poder ver todo aquello que su cuerpecito todavía no le permitía por sí solo. Pero su madre estaba cansada y enfadada. James necesitaba trabajar en sus capacidades físicas para sentirse para capaz de participar en la vida. No tratábamos de avanzar su desarrollo, porque eso sólo tiene lugar cuando maduran cerebro y cuerpo, y no puede acelerarse. Pero necesitábamos hallar otros métodos para estimular a un niñito curioso. Le encantaban los juegos más vigorosos, aunque sólo te-

nía tres meses. Incluso era de los que durante el masaje prefería una mano más firme que el resto de los niños, así que le ofrecí a su madre unas técnicas específicamente destinadas a James. Al hacer que diese patadas con las piernas y que brincase todo lo que pudiese, sintió el poder de sus piernecitas, y aunque todavía no podían sostener su peso, pareció exigirle menos a su madre. A través de sus sesiones de Yoga para bebés, James consiguió un buen entrenamiento y mucha estimulación. Le agotaron físicamente, y por lo tanto se hizo menos exigente. La madre de James también aprendió a utilizar su propio cuerpo de manera más eficaz, sentándose siempre que podía y estimular a James para que adoptase una postura que se ajustase al cuerpo de su madre.

Cada año, por muy duro que sea el invierno, siempre acaba apareciendo la primavera, trayendo consigo una promesa de renovación para la Tierra. El objetivo de la tercera sesión es el centro regenerador, que implica una vinculación emocional. El centro regenerador, en ocasiones llamado el centro sacro, es mi favorito porque es el centro desde el que trabajan la mayoría de los terapeutas como yo. También es la matriz a partir de la que se crea la vida. Es el símbolo de la madre y del padre. Tanto yin (energía magnética receptiva que se pliega sobre sí misma, y que a veces se considera femenina) y yang (energía dinámica, radiante y expresiva que fluye hacia el exterior, y que a veces se considera masculina), tienen su hogar aquí, en la zona del sacro. Aunque los órganos sexuales femeninos, el útero y los ovarios, son considerados yang, es importante tener en cuenta que ambos sexos son yin y yang. Por lo tanto prefiero no atribuir rígidas etiquetas masculinas o femeninas a estos tipos de energías.

La energía de este centro implica esperanza, renovación y regeneración, igual que la primavera significa energía renovadora para la Tierra. Mediante la energía sacra que acompaña a la estación, el planeta se transforma en algo verde, vivo, vibrante y renovado. Por eso nos enamoramos en primavera, si no de alguien, al menos de la estación misma. Estamos alegres y gravitamos hacia el exterior, incapaces de contenernos interiormente a causa de la fiebre primaveral. Es una época para expandir nuestras fronteras y para entrar en contacto, y el objeto de este centro son las conexiones, con los alimentos y la nutrición, o con otras personas, de una forma emocional y física.

El centro regenerador, que sobre todo se desarrolla entre los seis y los veinticuatro meses, es donde conectamos tanto con nuestro bebé como con nuestra pareja sexualmente. La energía sexual nos hace sentir jóvenes y renovados. Es la energía que permite que el bebé cree continuamente, multiplicando sus células a un ritmo asombroso, de manera que crezca y crezca hasta hacerse adulto. Es donde se hallan ubicados los órganos de asimilación del bebé, incluyendo el intestino delgado y el grueso. Estos órganos son los que permiten que el bebé pueda absorber todos los nutrientes físicos y emocionales esenciales para la vida. Con esas fuerzas creativas en juego, no es sorprendente que fuese el centro regenerador, el centro desde el que creamos y nos unimos con otros, el que más interesó al psicoanalista Sigmund Freud.

Como el centro regenerador es el centro energético al que acudimos para saciar nuestras necesidades físicas y emocionales, también está relacionado con temas de dinero y abundancia. El color verde, asociado con dinero, también representa la zona sacra. El dinero es a veces descrito como energía verde coagulada; los billetes verdes simbolizan la resplandeciente energía verde del centro sacro.

Más adelante en la vida, si este centro energético se halla bloqueado, su hijo podría tener dificultades a la hora de traspasar esas barreras y de tratar con el dinero. Pero si este centro está equilibrado, su hijo se sentirá seguro de ver todas sus necesidades satisfechas.

Aunque su bebé es diminuto y no es capaz de actuar de una manera sexual abierta, el centro regenerador sigue estando activo. De hecho, los bebés masculinos pueden tener erecciones y las vaginas de los bebés femeninos pueden lubricarse poco después de nacer, demostrando que este centro es una herramienta esencial para el crecimiento y el desarrollo del bebé en sus primeros años. Para las madres, es el centro que envía energía para curarles de los efectos del proceso del parto y la energía que las mantiene fuertes para hacer frente a los rigores de la crianza de los hijos. Es la misma energía que les permite volver a conectar sexualmente con su pareja y renovar su relación íntima.

Finalidad física

La finalidad física de este centro es facilitar el movimiento físico y la exploración para conectar con otras cosas, tanto objetos como comida o personas. Los movimientos de yoga que practicará en esta sesión están destinados a estimular la zona sacra para proporcionar fortaleza energética a los órganos de asimilación. Gracias a esta fortaleza, su bebé puede moverse, dar patadas, gatear, y más tarde andar y dirigirse allí donde quiera a fin de obtener lo que necesite. A menudo, los bebés que todavía no pueden hablar se expresan emocionalmente a través de este centro utilizando movimientos robustos. A veces el deseo de moverse de un bebé es más fuerte que su capacidad física de hacerlo, y por ello puede acabar frustrado. Es importante permitir que el bebé exprese físicamente diversos estados emocionales y que usted, la madre, esté armonizada con esas expresiones para mostrarse sensible a sus necesidades.

Finalidad psicológica

Es importante ayudar al bebé a aprender las alegrías de la relación para que pueda experimentar placeres sensoriales relacionados con los alimentos, los padres y los que le ofrecen sus cuidados. Éste es un centro altamente emocional donde se experimentan el deseo, el placer y las demandas. Su bebé puede necesitar leche o alimentos para sobrevivir, pero al buscar esas necesidades, puede aprender a disfrutar del contacto de su madre al darle de mamar. También puede aprender a desear enormemente el olor del cuerpo o de la ropa de su madre, creando un apego hacia su madre que no puede compararse a ningún otro. Más tarde aprenderá a discriminar entre necesidad y deseo, obteniendo un cierto tipo de sentido de la proporción acerca de sus apegos. Aprenderá que una cosa es necesitar y otra simplemente querer. No obstante, a edad tan temprana como es la suya actual, debe sentir que sus necesidades son satisfechas y de esa experiencia extrae placer.

Si el centro permanente es la chispa originadora de la obra de arte que es la vida y el centro de la raíz es el generador de la energía creativa, entonces el centro regenerador es la paleta del artista, el lugar donde se unen todos los apegos y pasiones del artista para proporcionar placer. Este centro conlleva la posibilidad de sentirse culpable por colmar los propios deseos de placer. Cuando este centro está equilibrado, el bebé se siente facultado para disfrutar de la satisfacción de sus necesidades, y la inteligencia emocional del niño es avivada porque la inteligencia emocional es alentada y desarrollada a través de su relación con los demás. La relación lleva a la creación de algo nuevo o algo más de lo que ya existía.

Las madres deberían recordar que primero nos alimentamos a nosotras mismas a fin de generar suficiente energía como para poder alimentar a otro ser. Alimentarse una misma es crear un circuito de energía por el que nos aseguramos de satisfacer nuestras propias necesidades físicas y emocionales. El contacto corporal es una parte importante de este centro, porque ese contacto requiere estar en relación con otro ser. Doy importancia al contacto físico tanto para las madres que acaban de dar a luz como para aquellas que están cuidando de sus recién nacidos. El contacto físico es un tratamiento mágico que estimula las células de la piel y que incluso afecta el desarrollo cerebral y neurológico. Es una manera segura de permanecer conectada.

La energía sacra es la responsable de que la madre se «enamore» de su bebé. Los padres suelen sentirse dejados de lado porque sienten una pérdida de conexión con sus esposas o compañeras y sus hijos, ya que el vínculo emergente de la madre con el recién nacido toma cada vez mayor intensidad. Si no se entiende la evolución del proceso, será fácil llegar a sentirse competitivo y celoso. Enamorarse del propio bebé es una consecuencia natural de la elevada energía existente en la zona sacra. Por fortuna, si la energía continúa aumentando, habrá suficiente energía sacra para todos, incluyendo la cantidad necesaria para que los padres puedan volver a conectar una vez se haya calmado la excitación a causa del recién nacido. Eso suele ocurrir cuando el niño alcanza las seis semanas de edad, porque para entonces el cuerpo de la madre ha retomado un estado más normal y el bebé ha desarrollado suficiente independencia como para dormir mejor durante varias horas seguidas y puede tolerar separarse de la madre.

Al irse desarrollando, su bebé descubrirá muchos objetos físicos, como la manta con la que duerme o el juguete con el que se entretiene, y que son representativos de su madre o su padre. Esos objetos pasan a tener un significado simbólico muy intenso y pueden utilizarse para tranquilizar al bebé cuando está usted ausente.

Mente yóguica

Libérese de cualquier noción preconcebida acerca de la identidad sexual. Tanto si tiene un niño como una niña, utilice esta sesión para mimar a su bebé y hacerle gozar mediante el contacto. Es igual de placentero para ambos sexos. Como el centro regenerador también está conectado con las emociones sexuales que usted siente por su pareja, puede que se sienta ansiosa por permitir que esas emociones afloren, pero no se reprima. Puede realizar los ejercicios de yoga del centro sacro sin preocuparse de que estimulen una energía sexual en usted que no está preparada para canalizar. La energía sexual sólo es un tipo de energía sacra —otros tipos incluyen renovación emocional, física y vital—, así que realizar estos ejercicios no tiene por qué significar que vaya a sentirse excitada sexualmente.

Técnica yóguica

Los órganos sexuales están situados a ambos lados del bajo vientre, así que al realizar estos ejercicios, tratamos de recordar que debemos abrir nuestros cuerpos y los de nuestros bebés en todas direcciones. Muévase de lado a lado, concentrándose primero en un lado del cuerpo y luego en el otro. Los estiramientos horizontales deben ejecutarse con intensidad pareja tanto hacia la derecha como hacia la izquierda. También hemos de concentrarnos en la energía que se desplaza desde la parte delantera a la trasera del cuerpo, ya que la energía sacra afecta ambas zonas. El dolor lumbar suele ser resultado de un bloqueo de energía sacra.

El ritual

Durante estas sesiones me gusta poner música relacionada con los ritos de la fertilidad de otras culturas. También me encanta escuchar el piar de los pájaros y otros sonidos relacionados con la primavera. Prefiero aromas que me resulten familiares, y como crecí en Florida, me gusta la gardenia, la magnolia, la azalea y la camelia. Pero si sus antecedentes son diferentes y relaciona la primavera con otras fragancias, utilícelas. Haga todo aquello que la ponga en contacto con la característica energía primaveral. Los frescos colores primaverales son una excelente representación del centro regenerador, y añadirlos —tal vez en forma de flores, cojines de colores alegres o mantas— a la atmósfera del cuarto donde realice los siguientes ejercicios pueden dar más calado a sus efectos. Elija una música primaveral.

Posturas para la madre

CERRAR LA PELVIS

1. Siéntese con las piernas cruzadas y con las manos descansando sobre las rodillas, y con el bebé reposando en el suelo, boca arriba, frente a usted.
2. Meta el estómago, aguante durante unos segundos y luego suéltelo.
3. Repítalo cinco veces.

ELEVAR LA PELVIS

1. Estire los brazos por encima de la cabeza con las manos juntas y las yemas de los dedos apuntando hacia arriba. Eso permitirá hacer algo de espacio para sus órganos internos.
2. Mantenga los brazos alzados continuamente, manteniendo los hombros caídos, durante cinco segundos cada vez.
3. Suelte y repita cinco veces.

RELOJ PÉLVICO

1. Manteniendo la misma posición, gire toda la parte superior del cuerpo desde la pelvis hasta la punta de los dedos, como si tratase de dibujar un círculo en el techo.
2. Hágalo tres veces en el sentido de las agujas del reloj, y luego tres más en sentido contrario.
3. Repítalo cinco veces.

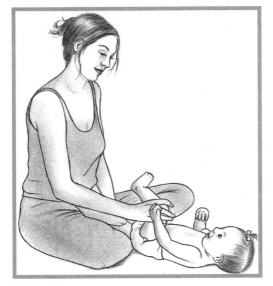

FLEXIONES FRONTALES DE RODILLA

Posturas para el bebé

FLEXIONES FRONTALES DE RODILLA

1. Siéntese en el suelo con las piernas cruzadas o colocándolas en forma de «V» y coloque a su bebé boca arriba entre sus piernas. Mantenga la cadera izquierda del bebé contra el suelo con la ayuda de su mano derecha y utilice la izquierda para levantar la pierna derecha del bebé, flexionándola a la altura de la rodilla y empujándola hacia el pecho hasta encontrar resistencia. Le sugiero que practique esta postura primero con la pierna derecha para ayudar al colon y liberar gases.

2. Mantenga la pierna flexionada durante unos cuantos segundos y luego bájela hasta el suelo, estirándola hacia usted.

3. Repita la secuencia cinco veces, descansando entre cada repetición.

4. A continuación, estabilice la cadera derecha del bebé y levántele la pierna izquierda, flexionándola a la altura de la rodilla y empujándola hacia el pecho, mediante movimientos suaves y rítmicos

5. Repítalo cinco veces, descansando entre cada repetición.

CÍRCULOS CON LA PELVIS

1. Sostenga las dos piernas del bebé en la postura de rodillas flexionadas y contra el pecho ayudándose de una mano y estabilice el pecho del bebé con la otra.
2. Haga círculos con las piernas flexionadas, como si tocase todas las horas de un reloj.
3. Haga círculos en una dirección cinco veces y luego descanse.
4. Repita cinco veces la misma secuencia en la otra dirección, moviéndose siempre con lentitud.

PALMADITAS EN EL SACRO

El objetivo de este ejercicio es crear un círculo de energía con el bebé en contacto con usted.

1. Siéntese colocando las piernas en forma de «V» y coloque al bebé boca abajo, por encima de su rodilla, con los bracitos y la cabeza extendidos por encima de la rodilla.
2. Flexione la rodilla en un ángulo de 45 grados y empújela hacia su pecho, manteniendo la pierna izquierda extendida. Eso le aliviará de parte de su tensión muscular en la espalda y las piernas.
3. Palmee ligeramente la pelvis del bebé sobre el sacro (situado entre la cintura y las nalgas) para estimular la parte de atrás del centro regenerador. Déle palmaditas suaves, utilizando la mano derecha, como haría para ayudarle a eructar. Se relajará y empezará a disfrutar de la estimulación.
4. Hágalo durante tres minutos.

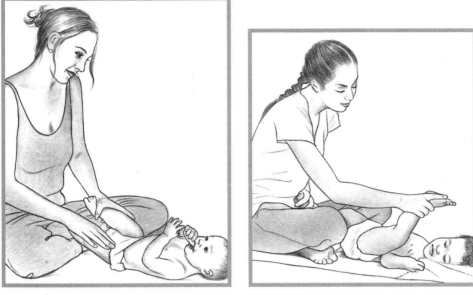

ROTACIÓN DE LA CADERA   PEDALEAR

Posturas para bebés de entre seis y doce meses

ROTACIÓN DE LA CADERA

1. Mientras permanece sentada con el bebé tendido boca arriba frente a usted, con los piececitos apuntándola, sujétele suavemente la cadera derecha con la mano izquierda estirada.

2. A continuación, y con la mano derecha, tome el muslo izquierdo del bebé, flexionando la rodilla.

3. Realice grandes círculos con el muslo izquierdo, cinco veces en el sentido de las agujas del reloj, y cinco veces en sentido contrario, descansando unos cuantos segundos entre medias.

4. Repita la secuencia con la pierna derecha, cinco veces en cada dirección.

PEDALEAR

1. El bebé deberá estar tendido boca arriba en el suelo, con los pies apuntando hacia usted.

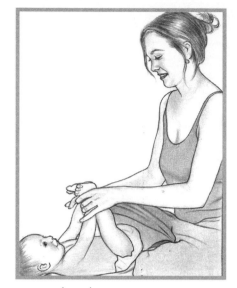

ELEVACIÓN YÓGUICA

2. Pedalee con los pies del bebé, como si fuese en bicicleta, varias veces.

3. Repita la secuencia cinco veces, descanse, e invierta la dirección del pedaleo.

ELEVACIÓN YÓGUICA

1. Con el bebé tendido boca arriba y los piececitos cerca de usted, tómele los pies juntos con la mano derecha.

2. Levánteselos hacia el techo, de manera que las nalgas dejen de estar en contacto con el suelo.

3. Sosténgaselos unos segundos, y luego vuelva a depositarlos en el suelo con suavidad. Repítalo cinco veces.

4. Besar los dedos de los pies es una opción, aunque muy recomendable. De hecho, hay que alentar cualquier muestra espontánea de afecto físico. ¡Los bebés lo necesitan!

Preguntas más frecuentes

P: A mi bebé recién nacido le salen algunas gotitas de leche de las tetillas. ¿Es normal?

R: Sí, el hecho de que a un bebé le salgan algunas gotitas de leche de las tetillas es el resultado de un exceso de prolactina, una hormona pituitaria, que el bebé recibió de la madre a través de la placenta antes de nacer. Es algo perfectamente normal y que desaparecerá al cabo de unos días.

P: Mi bebé padece de flato. ¿Qué puedo hacer?

R: Sostenga con ambas manos la zona por debajo de la pelvis del bebé. Luego retire la mano derecha y utilícela para empujarle las rodillas contra el pecho. Realice círculos con las piernas del bebé, de derecha a izquierda, proporcionando un masaje interno a los órganos. También puede intentarlo mientras mueve su mano izquierda suavemente en el sentido de las agujas del reloj sobre el vientre del bebé.

P: Mi recién nacido tiene erecciones. ¿Quiere eso decir que tiene demasiada energía regeneradora?

R: No, las erecciones espontáneas de los recién nacidos son perfectamente normales. Remitirán a lo largo de los próximos días. Algunos bebés pueden tener erecciones periódicas producto de estimulaciones táctiles a lo largo del primer año de vida, pero cada vez con menor frecuencia.

Nacimientos múltiples

Como un solo padre, y a veces ni siquiera ambos, puede proporcionar toda la estimulación física que necesitan varios bebés, es importante adquirir juguetes que permitan el máximo de estimulación de las extremidades, sobre todo de las piernas, porque el desarrollo de piernas y pies es básico para que el bebé puede gatear, ponerse de pie y empezar a andar.

Bebés adoptados

Conceda a su bebé múltiples oportunidades de verla, tocarla y olerla, y para que asocie con usted el acto de ser cuidado y alimentado. Si fuera posible, alimente usted misma al bebé, en lugar de delegar dicha tarea en otra persona; también deberá ser usted la que ponga a dormir al bebé. Se desarrolla una gran confianza entre bebé y madre en los momentos de transición entre el estado de vigilia y el de sueño. Se trata de unos momentos que tienen una gran importancia a la hora de edificar un vínculo y que están muy relacionados con el centro regenerador.

El plexo solar

VINCULARSE DE EGO A EGO

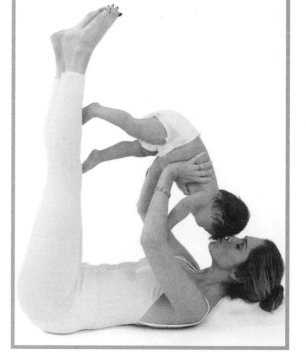

Tommy (que tenía cuatro meses) entraba en la sala de espera feliz y contento antes de cada clase, después del paseo hasta el centro con su madre. Estaba a gusto con ella. Pero cada vez que veía al resto de madres y bebés que integraban la clase, empezaba a llorar. Se le tensaba y constreñía el plexo solar, así que me di cuenta de que estaba asustado. Hablé con su madre acerca de cómo reaccionaba frente a grupos de personas. Resultó que prefería estar con una o dos personas como máximo, y que siempre reaccionaba mal al hallarse en un grupo más grande. Ella lo atribuía al ruido. Pero nuestras clases eran muy tranquilas, tranquilísimas. Así que le sugerí que trajese a Tommy otro día, para estar a solas. Así lo hizo y Tommy parecía ser otro niño. Participó en todas las actividades sin un gemido. Decidimos que a partir de entonces Tommy seguiría las clases de Yoga para bebés en privado, hasta que pudiera ajustarse a grupos más numerosos. A veces las madres se ríen cuando me muestro muy sensible hacia las reacciones de los bebés, pero me he dado cuenta de que los bebés siempre intentan comunicar *los que les hace sentir cómodos y lo que no, y que nosotras no siempre acertamos a entenderles. No hay necesidad de crear tensiones innecesarias en un bebé que asiste a una clase para aumentar su capacidad para tranquilizarse por sí mismo. Cuando Tommy sea algo mayor, cuando tenga tal vez tres o cuatro años, puede dedicar un tiempo a ajustarse, pero a esta edad tan temprana, merece que le mimen un poco.*

«Tu libertad acaba donde empieza mi nariz.» Una vez que su bebé haya desarrollado la energía suficiente en el centro permanente como para estar centrado espiritualmente, en el centro de la raíz para estarlo a nivel físico, y en el regenerador para sentirse complacido y conectado emocionalmente, ya estará listo para generar la energía del plexo solar, que le llevará a experimentar una sensación de sí mismo, como ser separado de su madre y con voluntad propia. Si el centro permanente es la chispa de la que emana la obra de arte que es vivir, el centro de la raíz es el generador que crea la energía vital y el regenerador es la paleta del artista, entonces el plexo solar es el lugar en que el artista realiza todas las decisiones del ego acerca de lo que va a crear con su pincel.

Para el bebé, el plexo solar es una especie de cerebro, y a veces es llamado el «segundo cerebro». Se forma antes de que el cerebro real acabe de estarlo. Es donde se origina el desarrollo de la personalidad, y ayuda al bebé a empezar a tener la sensación de sí mismo, a sentir su propio poder y a poner en práctica su voluntad. Es el centro energético relacionado con las decisiones sobre las acciones que la personalidad tomará respecto del cuerpo. Es el lugar en que dará comienzo la batalla entre la personalidad de los padres y la del bebé. En este centro es inevitable la separación del yo respecto a los otros.

El peligro con el centro del plexo solar es que siempre que uno se siente totalmente solo frente al mundo externo, aumenta la ansiedad y el plexo solar se agarrota y cierra. Reconociendo la certeza de la existencia de una relación con los demás o con algo más elevado, la sensación de soledad es menor. Entonces el plexo solar se ablanda y empieza a abrirse, siendo capaz de enviar y recibir energía.

Los tres primeros centros se desarrollan durante entre los primeros doce y dieciocho meses de vida. El florecimiento del desarrollo de la voluntad del bebé empieza aproximadamente entre los dieciocho y los treinta y seis meses de edad, cuando se establece el ego individual del bebé. El plexo solar es el espacio blando y desprotegido situado justo por debajo de la base del esternón. Está enmarcado a cada lado por la base de la caja torácica, así que da la impresión de ser un lugar blando y triangular, una abertura al mundo. El plexo solar incluye las glándulas suprarrenales, el sistema nervioso y los órganos digestivos, que son el estómago, hígado, bazo y páncreas (este último produce insulina y equilibra los niveles de azúcar en la sangre). Incluye el ascenso y descenso rítmico del diafragma y el ritmo de los pulmones a través de la respiración. Eso conforma el biorritmo del plexo solar. Es el lugar en que sentimos un cosquilleo cuando estamos nerviosos.

El plexo solar está implicado en la digestión, en lo que tomamos y en lo que es utilizado por nuestro cuerpo. En principio, un bebé sólo puede tomar leche, y la leche materna suele ser mejor que la maternizada. Poco a poco el bebé aprende a digerir alimentos más variados. Finalmente empieza a tomar alimentos sólidos, aunque suaves. El estómago tiene un proceso de aprendizaje gradual, al ritmo en que aumenta la energía destinada a ayudar a la digestión. El plexo solar puede ser un centro de gran poder cuando una persona actúa sin miedo, con la certeza de que no está sola, sino conectada a algo más o más elevado. Cuando este centro es fuerte, permite la libertad de acción, tanto para expresarse una misma con una gran risotada proveniente del estómago como para vocalizar en voz alta y fuerte. Cuando decimos: «Pareció salirle de dentro», nos estamos refiriendo al poder personal que mana del plexo solar.

Por el contrario, cuando una persona está atemorizada y es incapaz de actuar, la llamamos «cagueta». El plexo solar está entonces bloqueado, creando una tendencia que puede desencadenar una enfermedad psicosomática, ansiedad y fobias. Los órganos más identificados con el centro del plexo solar son las glándulas suprarrenales, que son necesarias porque nos mantienen en un estado de disposición para pasar a la acción.

Éste es el primer centro donde se determinan las propias acciones, y por ello está relacionado a las emociones de capacidad. Los productos del primer chakra, las heces y la orina, se originan sin la volición del bebé, sin tomar ninguna decisión consciente. Pero el producto del tercer chakra, la acción, representa una decisión consciente. Hagamos lo que hagamos con la energía de este centro, siempre es un acto de voluntad.

Las madres suelen hacerse muy conscientes del plexo solar cuando un niño tiene entre dos y dos años y medio, porque el obediente bebé de antaño entra en los «terribles dos años de edad», ejerciendo su voluntad, a menudo de manera arbitraria. La criatura está sólo comprobando el poder manifiesto en el mundo del centro de su plexo solar. Si se le bloquea la expresión por costumbre, el niño puede desarrollar una sensación de vergüenza acerca de sus acciones y decisiones. Si se les permite una expresión razonable de su voluntad, los niños pueden convertirse en adultos capaces. En esta etapa, los padres que se dejan arrastrar a una batalla de voluntades con sus hijos pueden estar provocando una lucha de poder destructiva.

El centro del plexo solar, que puede ser muy sensible al mundo exterior, está relacionado con el reflejo de sobresalto del bebé. Cuando su bebé escucha un ruido fuerte y repentino y empieza a gemir y a tensarse, usted percibirá que se le contrae su blando plexo solar. El plexo solar está asociado con la manera en que el bebé empieza a relacionarse con el mundo exterior. Cuando sentimos que tenemos «un nudo en el estómago» es que estamos sintiendo a partir de ese centro.

Para los bebés existe un flujo tan libre entre el mundo externo y el interno que la separación entre el yo y lo externo a dicho yo no está clara. Incluso la madre da la impresión de ser una extensión del bebé, como si el pezón apareciese por arte de magia justo cuando el bebé empieza a sentir hambre. Para el bebé existe un canal abierto con el estómago, por lo que la diferencia entre la presión interna y la externa puede ajustarse con facilidad mediante las babas o una explosiva descarga de intestinos. Desde la perspectiva del bebé, él forma parte del cosmos y sus babas y descargas son liberadas en una parte de él mismo. No hay separación. Más tarde aprenderá a controlar el músculo esfínter para liberar los movimientos intestinales a voluntad y a cerrar la boca para evitar babear. Eso sucede cuando empieza a tener claros sus propios límites internos y cuando cuenta con la energía suficiente como para desarrollar control físico.

El bebé aprende a introducir energía en su cuerpo y a vivir en el mundo. El plexo solar es un centro muy receptivo que proporciona la energía para sentir qué sucede externamente y para pasar a la acción a fin de poder manejar cualquier dificultad que surja; es un centro muy yin.

Si un bebé está cansado o malhumorado —retorciéndose o encogiéndose— debemos comprobar el estado de su plexo solar a fin de calmar el sistema nervioso. La frase «tener un nudo en el estómago» también hace referencia a un sistema nervioso muy sensible. Siempre que una persona o un bebé lloran, puede acabar provocando un nudo en el plexo solar, no sólo en el que llora, sino en cualquiera que pueda escucharlo. Si una madre se desazona porque un bebé llora, lo mejor que puede hacer la madre es tranquilizar y suavizar su propio plexo solar antes de atender al bebé. Si no, podría acabar acumulando en ella misma los problemas del bebé. Cuando este centro se abre, una se siente apoyada en el mundo, y no sola. Éste es el lugar donde sentir la certeza de estar conectado a algo o alguien más resulta un gran consuelo, tanto para el bebé como para usted.

Como ya mencioné con anterioridad, puede sentir su propio plexo solar siempre que suelte una buena y anticuada carcajada desde el estómago, o bien un grito visceral. Las costillas se mueven con libertad, permitiendo que esas expresiones emocionales se manifiesten. Otra manera de sentir el plexo solar es seguir el viejo adagio de tragarse la rabia al aguantar la respiración, contar hasta diez y espirar lentamente. Se trata de una sencilla técnica para liberar el plexo solar y abrir el centro a fin de soltar emociones contrariadas y de recibir energía fresca. Resulta muy eficaz, tanto en niños como en adultos.

Cuando los niños llevan a cabo ciertas acciones basándose en su voluntad —como por ejemplo, cogiendo el juguete de otro niño o utilizando en exceso las palabras *mi, mí* y *mío*—, se darán cuenta de que los adultos consideran algunos actos como buenos y otros como malos. Pero los bebés no lo tienen fácil a la hora de comprender cómo una persona puede ser capaz tanto de lo bueno como de lo malo. Este esfuerzo mental requiere de un desarrollo mental ulterior. Para un bebé, se es o bien totalmente bueno o totalmente malo.

Utilizaré el ejemplo de mi hijo para ilustrar este concepto. Cuando tenía tres años, tenía un juego en el que utilizaba sus manos como si fuesen marionetas. Su mano derecha era una araña que hacía cosas malvadas y descaradas, y su mano izquierda era una mariposa que agradaba a todo el mundo y que tenía un comportamiento impecable y que siempre actuaba con buena voluntad. En otras palabras, separó las dos caras de su voluntad para que actuasen por separado. Como sufría de alergias, tenía una visita con el médico en la que le iban a poner ocho inyecciones de golpe. El doctor sugirió que le pusieran cinco inyecciones en el brazo izquierdo (la izquierda no era su mano favorita) y que las otras tres fuesen a parar al brazo derecho (su mano favorita). Cuando mi hijo se enteró, empezó a gemir: «En la mariposa no». Yo supe instintivamente que la mariposa no iba a poder soportar el terror de las inyecciones. Necesitaba echar mano de la araña caradura para que no le sobrepasase el miedo. Así que le pedí al doctor que le pusiese todas las inyecciones en el brazo derecho. Puso objeciones, pero mi hijo no. Desconcertado, el doctor acabó accediendo a nuestra demanda. La araña se sentó tranquilamente para recibir las ocho inyecciones y la mariposa revoloteó alrededor observando la experiencia. Mi hijo nunca lloró ni se quejó. En esa situación pude hacer lo que siempre recomiendo a los padres: pude sincronizarme con el plexo solar de mi hijo e intuí lo que necesitaba a fin de deshacerse de su miedo y poder enfrentarse valientemente a una situación amenazadora.

Finalidad física

Como las glándulas suprarrenales están a ambos lados del cuerpo, se necesita crear mayor flexibilidad en la columna vertebral mediante un movimiento de torsión hacia cada lado, empleando la misma fuerza. Eso acaba abriendo el plexo solar, permitiendo mayor libertad de movimientos.

El plexo solar suele estar implicado en todo tipo de desórdenes psicosomáticos que afectan a la respiración, como ansiedades y fobias. Un buen ejemplo son las reacciones asmáticas. Cuando un niño tiene alergia suele ser propenso al asma, que puede ser una experiencia terrible tanto para los padres como para los hijos. Esto es lo que hago en esos casos en el centro: primero libere su propio plexo solar del miedo de que su hijo no pueda respirar y muera: lo conseguirá si en primer lugar disminuye su propio ritmo respiratorio y empieza a respirar todo lo hondo que pueda desde el vientre. Eso no sólo la calmará a usted, sino que también servirá de modelo para que la respiración del bebé se haga más lenta y profunda. Una vez tranquilizada, dirija su atención a su hijo. Me he dado cuenta de que los niños responden mejor estando tendidos en el suelo, con la mano derecha de la madre sobre la zona que está contraída del plexo solar y la mano izquierda por debajo del cuerpo del niño, a la misma altura. Utilice la mente para crear calor en las manos e imagine que envía ese calor de una mano a otra, penetrando en el cuerpo de su hijo. De esta manera podrá liberar una zona constreñida (un paño caliente no resulta tan efectivo). Poco a poco el diafragma empezará a descender, creando mayor espacio para la expansión de los pulmones. Para que sea efectivo debe mantener un ritmo respiratorio regular, profundo y lento. Debería·funcionar hasta que pueda conseguir que el bebé tome la medicación adecuada o, si fuese necesario, llegar hasta el hospital. Esta misma técnica de aflojar el plexo solar funcionará en el bebé si siente pánico.

Finalidad psicológica

Reducir el miedo y la ansiedad es importante a fin de ayudar a que el bebé desarrolle una sensación fuerte y sólida acerca de sus propia voluntad. También es importante que la voluntad de la madre esté en línea con la del bebé para asegurar una mayor armonía; eso significa menos estrés y menos luchas de voluntades entre ambos. En muchas ocasiones a lo largo de la vida de su hijo, la madre necesitará comprobar el estado del plexo solar para determinar la mejor manera de suavizar, proteger y capacitar a su hijo.

Mente yóguica

Los bebés no toman malas decisiones; no actúan ni bien ni mal. Sólo aprenden a actuar, y no sienten la necesiad de avergonzarse ni de la acción ni de la inactividad. No toman decisiones equivocadas, ya que simplemente están probando su voluntad y expresando el plexo solar al mismo tiempo. Como adultos necesitamos guiar a los niños hacia lo que consideramos un comportamiento adecuado según vayan madurando, pero sin vergüenzas. Avergonzar a un niño es cohibir su comportamiento a través de la burla, ridiculizándole, humillándole o castigándole por un comportamiento que no gusta a los adultos. Eso podría inhibir el comportamiento no deseado, pero también provocará que la criatura cargue con un peso emocional suplementario durante mucho tiempo, que puede llegar a bloquear la energía del centro del plexo solar. Cuando guiamos el comportamiento de un hijo con amor y comprensión, podemos conseguir el objetivo deseado sin destruir el desarrollo y la expresión de su voluntad.

Técnica yóguica

Como las glándulas suprarrenales se encuentran en ambos lados del cuerpo, como ya mencioné, concéntrese en mover el cuerpo del bebé en ambas direcciones opuestas, utilizando la misma fuerza e intensidad, de manera que las glándulas suprarrenales dispongan de más espacio para abrir la zona del plexo solar. Por ejemplo, mientras gira la parte inferior del cuerpo del bebé hacia un lado, lleve la superior con la misma intensidad hacia la dirección contraria, creando una acción giratoria alrededor del eje vertical de la columna. Este ejercicio aumenta la flexibilidad tan necesaria para un plexo solar abierto y para el desarrollo de una personalidad saludable.

El ritual

Los instrumentos de viento parecen ser los más asociados con el plexo solar. Opte por música de acción, incluso por marchas militares, tocadas por instrumentos de viento. Un ejemplo son las gaitas, que en el caso de las escocesas, suenan para animar a los soldados a demostrar valor en la batalla. Para tocar la gaita hay que abrir el plexo solar, y su sonido también anima a que otros hagan lo mismo; en otras palabras, a ejercer una fuerte voluntad de lucha y victoria.

Posturas para la madre

Al realizar estos ejercicios trate de sentir las relación del plexo solar con el ritmo respiratorio. Sienta el ritmo del bebé e intente ajustarse a él. Notará el ascenso y el descenso de su propio diafragma cuando sus pulmones se contraigan y expandan. El diafragma de su bebé también descenderá y luego los pulmones se expandirán para llenar dicho espacio.

TORSIÓN SENTADA EN ESPIRAL

La torsión sentada en espiral ayuda a flexibilizar la columna vertebral y abre el plexo solar. Sitúe al bebé cerca, en una postura cómoda.

1. Siéntese con el peso distribuido equitativamente entre ambos huesos isquiones, manteniendo la espalda recta.
2. Pliegue la pierna izquierda por debajo de los glúteos, con el talón izquierdo presionando contra la nalga derecha.
3. Coloque la pierna derecha por encima de la izquierda y el pie derecho cerca de la rodilla izquierda, sobre el suelo.
4. Ponga la mano derecha por detrás de la espalda con las yemas de los dedos tocando el suelo y gire el cuerpo y la cabeza hacia la derecha.
5. Con el brazo izquierdo rodee la pierna derecha de manera que el codo izquierdo entre en contacto con la rodilla derecha y que las yemas de los dedos de la mano izquierda estén en el suelo.
6. Mantenga la postura durante unos cuantos ciclos respiratorios, elevando la columna hacia el techo con cada inspiracion, estirándola más con cada respiración.
7. Invierta la postura, adoptándola del otro lado, con la pierna derecha doblada hacia dentro y la izquierda sobre la derecha, torciéndose hacia el lado izquierdo.
8. Repita la secuencia ocho veces en cada sentido.

ELEVAR EL BRAZO HACIA ATRÁS ESTANDO SENTADA

1. Con el bebé tendido sobre la espalda frente a usted, siéntese con las piernas cruzadas frente al pubis, con los brazos estirados por detrás y descansando las palmas de las manos en el suelo, y el pecho abierto de manera que los omóplatos casi se toquen. Eso fuerza una abertura en la parte delantera del cuerpo a fin de proporcionar más espacio a los órganos internos y poder así abrir el plexo solar.

2. Mantenga la postura e inspire y espire mientras eleva los brazos, pero no los hombros, más arriba. Asegúrese de estar sentada sobre los huesos isquiones.

ESTIRAMIENTO FELINO

Este estiramiento le ayudará a aumentar la flexibilidad de su columna vertebral y a soltar la zona del sacro.

1. Ponga a su bebé sobre una estera, boca arriba, con los dedos de los pies señalando hacia usted.

2. Coloque su mano derecha a la derecha de la cabeza del bebé y la izquierda a la izquierda de la cabeza del bebé. Asegúrese de que la distancia existente entre sus manos es la misma que entre sus hombros.

3. Sitúe la rodilla derecha a la derecha del pie del bebé y la rodilla izquierda a la izquierda del pie del bebé, de manera que tenga a su hijo exactamente debajo suyo, como si lo protegiese mediante una estructura con cuatro puntos de apoyo.

4. A continuación convierta su espalda en una mesa lisa, como si alguien fuese a depositar una taza encima.

5. Al inspirar, simule adoptar la forma de un felino, arqueando primero la espalda, de manera que los glúteos sean empujados hacia arriba.

6. Después de contar cinco inspiraciones y cinco espiraciones, regrese a la postura de la mesa. Repita este movimiento cinco veces.

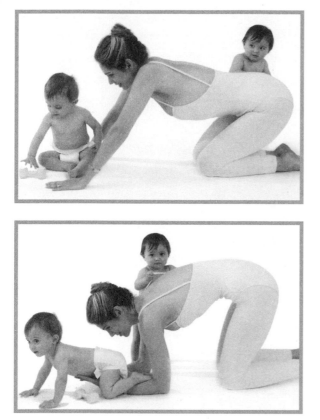

ESTIRAMIENTO FELINO

7. Al espirar, adopte una forma redondeada con la espalda, de forma que los glúteos desciendan hacia el suelo. La pelvis es empujada hacia adelante.

8. Mantenga la postura durante cinco respiraciones y luego regrese a la postura neutral o de la mesa. Repítalo cinco veces.

9. Mire hacia atrás por la izquierda durante un ciclo respiratorio; luego mire hacia atrás por la derecha también durante un ciclo, para acabar regresando a la postura neutral.

Si los bebés se mueven, déjelos moverse, observando y explorando el espacio mientras usted realiza el ejercicio. Permanezcan unidos energéticamente y no se aventurarán lejos de usted.

DESCANSO

Una vez que haya completado estos ejercicios, aléjese del bebé, adoptando la «postura del niño». Es hora de descansar.

1. Para adoptar la postura del niño, primero arrodíllese sobre la estera, y luego siéntese sobre los talones.
2. Luego pliegue la parte superior del cuerpo sobre las rodillas y coloque la frente en el suelo.
3. Descanse los brazos cerca de las piernas, en el suelo, con las manos hacia arriba y los dedos señalando hacia dentro.
4. Mantenga esa postura mientras respira hondo varios minutos a fin de relajarse completamente.

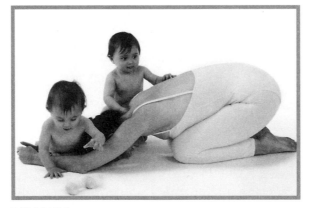

DESCANSO

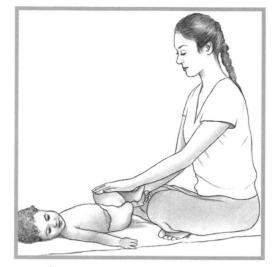

TORSIÓN DORSAL

Posturas para el bebé

TORSIÓN DORSAL

1. Coloque al bebé sobre la estera, con los pies cerca del pubis de la madre.

2. Utilizando la mano izquierda, eleve juntas las piernas del bebé, flexionando las rodillas, y levantándolas hacia arriba —flexionadas— como si fuesen a tocar el pecho.

3. Coloque la mano derecha plana sobre el suelo, cerca de la mejilla del bebé.

4. Sin soltar las piernas, utilice la mano derecha y mueva lentamente la cabeza del bebé hacia la izquierda mientras utiliza simultáneamente la mano izquierda para empujar con suavidad las piernas del bebé hacia el lado derecho, hasta que toquen la superficie del suelo.

5. Atraiga su atención inclinando su cabeza hacia el suelo para mirar al bebé, que tendrá la cabeza hacia un lado, para que éste pueda verla.

6. Mantenga esa postura algunos segundos, y luego regrese a la postura inicial.

7. Alterne el sentido del giro cambiando las manos y girando al bebé hacia el lado contrario.

8. Repita la secuencia cinco veces a cada lado.

9. Devuelva las piernas del bebé a la postura inicial, tocando el suelo. Si el bebé no puede girar en ambas direcciones, entonces intente una variación moviéndole las piernas hacia un lado mientras sostiene contra el suelo el hombro contrario.

LEVANTAR LAS PIERNAS BOCA ABAJO

Este ejercicio puede realizarse tanto con ambas piernas a la vez o una tras otra.

1. El bebé debe estar tendido en el suelo boca abajo, frente a usted, mientras usted debería estar sentada en la postura de medio loto (piernas cruzadas con un tobillo descansando encima de la rodilla contraria).

2. Ponga la mano izquierda en la espalda del bebé y deslice la derecha bajo el muslo y la rodilla derechos del mismo.

3. Adelante la mano derecha en dirección al pie, estirando la pierna del bebé y elevándola unos tres centímetros (no más), para luego volverla a depositar con suavidad en el suelo.

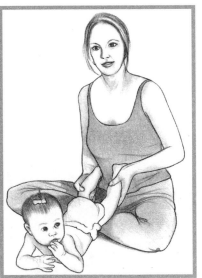

4. Repítalo cinco veces.

5. A continuación repita todo el ejercicio con la otra pierna. Repítalo también en cinco ocasiones.

LEVANTAR LAS PIERNAS BOCA ABAJO

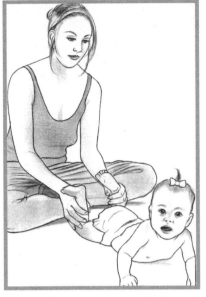

FLEXIONES DE RODILLAS BOCA ABAJO

FLEXIONES DE RODILLAS BOCA ABAJO

Este ejercicio puede hacerse con ambas piernas a la vez o una tras otra.

1. Coloque al bebé en la misma posición que en el ejercicio anterior.
2. Ponga su mano izquierda en la espalda del bebé y deslice la derecha bajo el muslo y la rodilla derechos del mismo.
3. Adelante la mano derecha en dirección al pie, elevándola unos tres centímetros, con la rodilla flexionada. Luego devuelva la pierna al suelo.
4. Repítalo cinco veces.
5. A continuación repita todo el ejercicio con la otra pierna. Repítalo también en cinco ocasiones.

Posturas para bebés de entre seis y doce meses

El objeto de los siguientes movimientos es doblar ligeramente la espalda, de manera que la columna sea estimulada en dirección contraria a la que acostumbra.

LA CIGARRA

Las posturas de «la cigarra» y «medio arco» son fuertes posturas convexas que flexionan la columna hacia dentro. Eso afecta a la zona lumbar de la espalda y proporciona una mayor flexibilidad. Psicológicamente estas posturas resultan beneficiosas para abrir los canales energéticos a fin de permitir la libre expresión de la voluntad o del ego individualizado, que predomina entre los dieciocho meses y los tres años de edad.

1.   Ponga al bebé boca abajo, tumbado sobre el estómago frente a usted, con las manos allí donde le resulte cómodo y la cabeza vuelta a un lado.
2.   Usted deberá sentarse en la postura de medio loto (véase el ejercicio «Levantar las piernas», p. 96, si desea una explicación).
3.   Sitúe su mano bajo los tobillos del bebé y sosténgaselos.

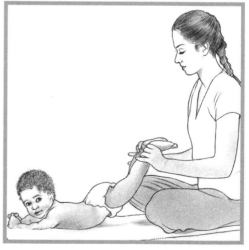

LA CIGARRA

4. Levántele los tobillos, las piernas y las caderas del suelo, con suavidad. Mantenga esa postura mientras al bebé no le importe, y luego vuelva a bajarle las caderas, las piernas y los tobillos hasta que descansen de nuevo en el suelo.

5. Repítalo cinco veces.

MEDIO ARCO

1. El bebé deberá estar boca abajo frente a usted, con las manos por encima de la cabeza. Usted deberá sentarse en la postura de medio loto, con los pies del bebé cerca.

2. Tómele de los brazos —de ambos— por detrás con la mano derecha.

3. Sostenga las dos manos del bebé con su mano derecha y tire ligeramente de ellas hacia atrás, haciendo que el bebé se levante un poco del suelo, como si lo meciese en sentido vertical.

4. Mientras le sujeta los pies con la mano izquierda, acérqueselos a las manos, de manera que tanto pies como manos estén lo más cerca posible por detrás del bebé.

5. Sostenga durante cinco segundos y luego suelte.

6. Repita la secuencia cinco veces; conviértalo en un juego y hable con el bebé mientras lo lleva a cabo a fin de animarle a que coopere.

Preguntas más frecuentes

P: ¿Cómo consigo hacer girar a mi bebé en el ejercicio «Torsión dorsal»?

R: No cuesta nada conseguir que la parte inferior del cuerpo gire, porque tendrá las rodillas sujetas en sus manos para poder moverlas a uno u otro lado. No obstante, el bebé puede resistirse torciendo la cabeza en dirección contraria. Siempre me ha parecido muy útil tener un juguete a mano para animar al bebé a que mire en la dirección adecuada mientras se le giran las caderas en dirección contraria. Si el bebé está demasiado tieso para girar, no intente luchar con la resistencia; pruebe a utilizar la variación del ejercicio en la que se le sujetan los hombros contra el suelo mientras se gira la parte inferior del cuerpo.

P: ¿Puede respirar el bebé estando tendido boca abajo?

R: Sí, sí que puede, pero asegúrese de que la cabeza tiene la suficiente libertad como para girar a ambos lados. Si es muy pequeño, puede que no disponga de suficiente fuerza como para levantar la cabeza de la estera, impidiendo que respire con facilidad.

P: Si mi bebé ya ha hecho las flexiones de rodillas estando boca arriba, ¿por qué debe hacerlo también boca abajo? ¿No es el mismo ejercicio?

R: Ambas versiones son necesarias porque en cada una de ellas se estimulan centros energéticos diferentes. Las flexiones de rodillas boca arriba (véase el ejercicio «Flexiones frontales de rodilla», p. 77) afectan sobre todo al centro regenerador, mientras que las flexiones boca abajo (véase «Flexiones de rodillas boca abajo», p. 97) están más relacionadas con el plexo solar. La mayoría de las posturas yóguicas trabajan las vértebras en una dirección y luego invierten la flexión para trabajar las vértebras en sentido contrario a fin de mantener la flexibilidad. Estas dos posturas son un ejemplo de trabajar la columna en dos direcciones contrarias, hacia adelante y hacia atrás, para hacer un uso equilibrado de la energía corporal.

P: ¿Puede ser perjudicial la torsión?

R: Sólo si se fuerza al hallar resistencia. Puede que en principio, un bebé no desee hacer ese movimiento porque es nuevo y no está acostumbrado. La resistencia psicológica puede superarse mediante darle ánimos y distrayéndole, pero la física no puede forzarse. No haga fuerza cuando sienta resistencia física en su bebé.

P: Si la columna está rígida y se niega a girar, ¿quiere eso decir que tiene un plexo solar poderoso?

R: No. Un plexo solar poderoso sugiere una gran flexibilidad dorsal, no rigidez.

Padres

A veces ha venido algún padre o alguna madre, pero con más frecuencia han sido los padres, insistiendo en no mimar demasiado a un bebé niño. La preocupación parece estribar en que la vida es difícil y que sobre todo los niños necesitan estar preparados para afrontar las demandas que les salgan al paso. Recuerdo una clase en especial, en la que un padre tendía a prestar poca atención a su hijo cuando éste lloraba, aunque este padre se mostraba extremadamente atento y amante con su hijo en otras situaciones. Cuando le pregunté por qué actuaba así, me vino a decir que quería que su hijo fuese duro y no de «caramelo»; creía que conseguiría su objetivo si no hacía caso de los lloros de su hijo. Traté de explicarle que lo que hacía no iba a hacer que su hijo fuese duro y fuerte, sino alguien que cuando se sintiese asustado sabría que nadie vendría en su ayuda y que estaba totalmente solo. Si el niño se mantenía en su posición, sería a causa del miedo, no de su fortaleza. Le dije al padre que una voluntad obstinada es uno de los factores que provocan las lesiones de espalda; lo que pasa es que esas personas mantienen posturas rígidas y no dan su brazo a torcer. También le expliqué que permitir que el niño se sintiese sin apoyos emocionales para a continuación echarle en cara sus arrebatos no haría sino avergonzarle y por tanto inhibir su capacidad de acción. Mi lema es: «Nunca avergonzar a un niño por hacer o dejar de hacer algo».

Profesionales de los cuidados infantiles

Aunque la tarea de cuidar de un niño resulta más fácil con aquellos que son agradables y que cooperan, recuerde por favor que todos los niños que vayan a ser adultos sanos y responsables deben, en una u otra ocasión, ejercer su voluntad. Así es como aprenden a estar en el mundo. Si el niño lo hace de vez en cuando y se sale con la suya, eso no significará que usted lo hace mal. Un niño totalmente obediente no es lo ideal.

Nacimientos múltiples

El miedo es contagioso. Cuando un bebé se sobresalta, existen muchas posibilidades de que los otros también empiecen a llorar. Para tratar de solucionar un problema de ese tipo, que da la impresión de poder acabar totalmente fuera de control, trate de reconfortarles uno a uno, separándoles del grupo. Empiece con el que se sobresaltó al principio, porque será el más difícil de calmar, y luego con el segundo, el tercero, y los demás, hasta que se vayan calmando. Si no lo logra, ármese de valor porque le tocará aguantar un buen rato de lloros.

Bebés adoptados

Cuando están en el útero, los bebés se van acostumbrando a los sonidos y las vibraciones de su madre. Cuando se los lleva, a cualquier edad tras el nacimiento, a un entorno totalmente diferente, con otras personas que cuentan con sonidos, olores, toques y vibraciones distintas, suelen mostrar reacciones muy obvias frente a estímulos tan poco familiares. Eso puede provocar que al principio, el bebé adoptado se muestre receloso, renuente, y a veces incluso asustado. Todo ello puede percibirse tanto a través del comportamiento del niño como en la situación del plexo solar. Es muy importante conceder mucho tiempo de ajuste a un bebé recién adoptado, sin expectativas por parte de los padres adoptivos. Algunos bebés se ajustan con más rapidez que otros. Pero la paciencia de los padres adoptivos es lo más importante para que el bebé adoptado salga con éxito del período de transición y adaptación a su nuevo hogar y a sus nuevos padres. Son necesarias generosas dosis de amor y paciencia.

El centro del corazón

VINCULARSE A TRAVÉS DE LA EMPATÍA

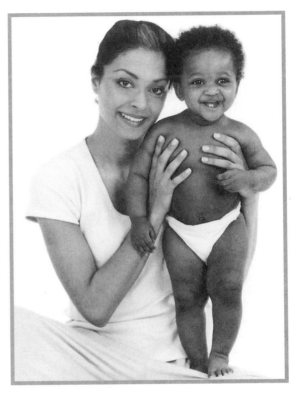

A Eric lo trajo a clase una madre que sufría de fibromialgia, que, según decía, le impedía sostener a su bebé de dos meses. De hecho, desde su nacimiento, ella lo había tomado en brazos o tocado en raras ocasiones. Sus necesidades básicas se las proporcionaba una niñera. En clase, éramos o yo u otra madre las que levantábamos a Eric y le llevábamos por todos los pasos de los ejercicios para su madre. Ella disfrutaba de las partes de yoga para ella, pero se mostraba bastante menos interesada en los pasos que le concernían a él. Aguantó durante las cuatro primeras sesiones, las que tratan con los cuatro primeros centros energéticos. Pero cuando empezamos con el quinto, con el corazón, se mostró consternada. A las otras madres les resultó obvio que no sólo ella era incapaz de participar físicamente con su bebé, sino que en realidad no lo deseaba. De hecho, era difícil llegar a creer que sentía algún aprecio por él. Eric había aprendido a apañárselas bastante bien por sí mismo. Casi nunca miraba a su madre en busca de nada. Incluso le daban el biberón para que se lo tomase por sí mismo, envuelto en

cojines. Eric había conseguido sobrevivir a todo eso. Las otras madres se ofrecieron rápidamente a cuidar de Eric mientras estaba en clase. Tras la quinta sesión, la dedicada al chakra del corazón, su madre anunció que había decidido no asistir a ninguna clase adicional de Yoga para bebés y que en lugar de ello se concentraría en su propio yoga. Acepté su decisión pero me sentí muy triste por Eric. Antes de que se fueran traté de enviarle el máximo posible de la energía de mi propio corazón. No sé qué fue de Eric, pero siempre que me acuerdo de él deseo que tenga a alguien cerca que pueda proporcionarle cariño. Algunas madres tardan en «calentarse», en empezar a querer a sus bebés, y es posible que a estas alturas su madre ya se sienta más cerca de él.

El corazón, al igual que el sol, irradia la sustancia invisible que sustenta y revitaliza una vida. En esta sesión nos concentraremos en el centro energético del corazón. Un centro cardíaco abierto, al igual que el sol, siempre brilla, haga lo que haga, tanto si se quiere como si no, y tanto si se aprecia como si no. No hace falta que haga nada. Al igual que el sol alimenta todas las vidas en el interior de la galaxia, un corazón radiante sustenta la vida en el interior de sus fronteras energéticas. El amor incondicional, el más notable de los potenciales humanos, aparece ejemplificado en las vidas de algunas figuras notables, incluyendo a la Madre Teresa, Mahatma Gandhi, Jesucristo y la princesa Diana, que quiso ser conocida como la «reina de corazones». La energía del corazón le conecta a usted con su bebé antes de que éste nazca y le alimenta en el útero. Esa misma energía cardíaca es la que cuidará de él a lo largo de su vida, revitalizándole y sosteniéndole a través de todos los cataclismos y vicisitudes emocionales que inevitablemente le saldrán al paso.

Si el centro permanente es la chispa de la que emana la obra de arte que es vivir, el centro de la raíz es el generador que crea la energía vital, el regenerador es la paleta del artista y el plexo solar es el lugar donde se toman las decisiones, entonces el centro cardíaco es el lugar donde se reúnen todas las conexiones del artista en cuestión de relaciones, colores, formas y temas, para su potencial expresión. Es el lienzo vacío de la vida, con todas sus infinitas posibilidades.

Su bebé llega listo para irradiar. Usted puede enviar de inmediato energía cardíaca a su bebé, pero al principio el bebé envía energía cardíaca de forma menos discriminadora y personal. Al principio, la energía cardíaca de su bebé está ahí para todo aquel con quien entrar en contacto. Es extraordinario observar la manera en que un bebé puede derretir al más duro de los corazones. La energía cardíaca del bebé cambia a todos aquellos que le rodean. Las personas se sienten más felices, más afectuosas, más cariñosas. Si hay un bebé presente, casi todo el mundo hará algún esfuerzo por comunicarse con él, tanto mediante contacto ocular, haciendo muecas, diciendo «cuchi, cuchi», o bien tomándole en los brazos. ¿Quién puede resistirse a los encantos de un bebé? Tal vez por eso tienen tanto éxito los anuncios que utilizan bebés.

Al principio, el bebé entrará en contacto con usted utilizando sus tres chakras inferiores. Pero al ir creciendo, su capacidad para irradiarle amor determinará en gran medida la manera en que él irradiará amor hacia usted y hacia los demás. A fin de activar su centro cardíaco primero tendría que sentirse amado y aceptado incondicionalmente; sólo entonces podrá demostrarle su amor de forma específica. La autoaceptación es un prerrequisito para aceptar a los demás. Para un niño esto suele hacerse posible en los años preescolares, entre los tres y los siete años, aproximadamente. Entonces es cuando toman forma las relaciones más profundas e íntimas, como las familiares y las que inicia con sus iguales. Este centro trata de las relaciones más allá de la propia gratificación; también está conectado con el establecimiento de la identidad social y la autoestima del bebé.

El centro energético del corazón está en el centro del pecho, en el plexo cardíaco, más o menos a medio camino entre los tres centros energéticos inferiores (relativos sobre todo a cuestiones materiales) y los tres centros más elevados (más centrados en cuestiones espirituales). A veces, a este chakra se le llama el gran separador, pero a mí me gusta pensar en él como en el gran unificador, porque lo junta todo en un punto central en el que el amor es el cemento que lo mantiene todo unido.

La estación más claramente relacionada con el corazón es la Navidad. Es normal que los colores verde y rojo sean los predominantes en esa ocasión. El rojo simboliza el corazón, como en el Día de san Valentín, porque el corazón real está lleno y repleto de rica y nutritiva sangre roja que alimenta todas las células del cuerpo y lleva la respiración cargada con el oxígeno vital a cada célula. El color verde simboliza regeneración. Así pues, el significado espiritual de la estación es la renovación de uno mismo, naciendo al yo espiritual. Es como un renacimiento. De hecho, durante esa época hacemos propósito de mostrarnos cariñosos con todos aquellos a los que debemos alguna expresión de aprecio, tanto si se trata de la familia como de amigos o conocidos. Es un hermoso tiempo de unidad.

La palabra clave para el centro cardíaco es *expansión*. Los tres centros inferiores mantienen al bebé ligado a su yo individual. El centro cardíaco es el primer centro que permite la expansión del ego individual más allá de uno mismo. De la misma manera que los tres primeros centros establecen límites, este chakra los expande. El corazón es el fogón que atrae a todo el mundo al hogar, al interior de la cocina, para ver qué se está cocinando en el fuego. Es la fuerza que nos guía más allá de nuestros intereses egoístas, abriéndonos a la posibilidad del amor real; nos anima a tener en cuenta cómo sienten los demás y qué es bueno para ellos. Su bebé no será capaz de hacer todo eso de inmediato. Usted tendrá que ser el sol que irradia amor para su bebé, y él deberá empaparse de todo ese amor irradiado. El amor es una manera de crecer más allá de una misma y de ampliar los propios límites; un día su hijo será capaz de devolver amor y de expresárselo.

La primera vez que un hijo dice: «Te quiero», es un momento de éxtasis para la mayoría de los padres. Pero antes de poder decir: «Te quiero», el niño ha de tener un «yo». Para poder sentir y expresar ese «te quiero», el niño debe haber activado los cuatro centros energéticos inferiores, desarrollado un sentido de ego, y luego activado el quinto centro. Al principio, antes de que el bebé disponga de palabras, ese amor puede manifestarse en un beso de todo corazón. Algunos llaman a eso un «beso del alma». Nunca olvidaré el primer beso sentido que me dio mi hijo. Estábamos en la iglesia y él se hallaba sentado en mi regazo, mirándome. Mientras sonaba la música del órgano, se emocionó y se sintió impelido a darme un beso en la boca, rodeándome el cuello con sus bracitos. No pudo soltarme durante lo que dieron la impresión de ser varios minutos. Me hallaba literalmente atrapada en el banco por un beso de corazón. No podía liberarme de su abrazo, y me sentía un poco tonta al ser el objeto del interés de unos cuantos parroquianos, que observaban aquel beso interminable. Mi hijo todavía no hablaba, pero por primera vez estaba demostrándome el concepto «te quiero». Fue una sorpresa y un momento mágico.

En un nivel superior de desarrollo, cuando una persona madura emocionalmente, el centro del corazón está relacionado con la empatía y la compasión. Con los bebés empezamos a compenetrarnos con ellos cuando nos vinculamos mediante la empatía. A eso lo llamamos reflejar sus emociones. Antes de que desarrollen la capacidad de hablar podemos compartir sus estados de ánimo. Sentir empatía por un bebé es sentirnos como siente el bebé. Cuando lloran, a veces reflejamos su malestar para demostrar que comprendemos, no para burlarnos de ellos, sino para conectar con ellos. Cuando desarrollan la capacidad de hablar, añadimos palabras a ese reflejo para demostrar que comprendemos: «Hoy estás triste», «¡Eres un encanto!», «¿Hay alguien que tenga una sonrisa más maravillosa?». La vinculación a través de la empatía es el sello de un buen psicoterapeuta y de un doctor que sabe tratar a sus pacientes. Vincularse mediante la empatía es una manera de que los demás no se sientan solos. Cuando lo utilizamos con un bebé, crece tranquilo y se siente seguro.

El amor es un vínculo invisible que ejerce una increíble influencia y poder. Un bebé puede ciertamente enamorarse de su madre, y en realidad, un bebé incluso se enamora de la Madre Tierra. Esta conexión con el planeta conlleva una voluntad de estar aquí y un deseo de disfrutar de los frutos del planeta, tanto se trate de alimentos, como de entornos o del tiempo. La energía cardíaca no está dirigida al yo; está dirigida al amado o amada.

En el programa de yoga para el bebé, nos concentramos en vincular, en conectar a las madres con sus pequeños. A veces el vínculo que se establece a través de la energía cardíaca es tan fuerte que provoca celos en la pareja o en los hermanos. El padre puede ayudar en esos momentos al dar más de lo que recibe de su pareja. El padre es una fuente natural de energía cardíaca y puede recargar la energía que la madre está ofreciendo a su hijo. Las madres que amamantan dan energía cardíaca junto con la leche. La leche está llena de productos inmunitarios procedentes de la glándula del timo para proteger a sus bebés y ayudarle a crear y reforzar su propia glándula del timo. Las madres pueden estar tan concentradas dando desde este centro que los hombros se les pueden caer hacia adelante, adoptando una postura cóncava. Un chakra cardíaco exhausto necesita recargar energía a partir de la familia y los amigos. Las madres necesitan realizar esa conexión y abrir sus corazones para poder recibir amor.

Finalidad física

Una vez que se haya desarrollado, el corazón de su bebé bombeará fuerza vital hasta que devuelva las células que ha tomado prestadas del planeta. El corazón y los pulmones son aliados y están relacionados con el chakra cardíaco. El centro cardíaco incluye la glándula del timo, que se desarrolla en los primeros años de la vida del bebé para ayudarle a aprender cómo vivir en el mundo y a desarrollar inmunidad frente a las enfermedades.

Como el corazón y los pulmones están asociados con el centro cardíaco, utilizamos movimientos que ayuden a que tanto el bebé como la madre abran la cavidad pectoral, por delante y por detrás, para dar más espacio a los órganos internos, que a su vez facilita la respiración. Cuando la cavidad pectoral se halla menos constreñida, se abre el camino para las conexiones energéticas.

Finalidad psicológica

La hermosa y unificadora energía cardíaca está ahí para que pueda ayudar a que su bebé se sienta amado incondicionalmente, para conectarse de corazón a corazón, y para vincularse mediante la empatía. Eso significa que usted será capaz de intuir lo que siente el bebé, tanto si habla como si no. Se trata de la capacidad esencial de poder colmar las necesidades emocionales del bebé. Es una habilidad esencial de los padres, que debe estar presente durante toda la vida de su hijo. Ser amado incondicionalmente significa que el bebé es valorado sólo en virtud de su propia existencia, sin importar lo que haga en la vida. No es necesario que el bebé logre o consiga algo en particular para que usted le ame. Ésa es la forma más pura de amor entre padres e hijos, y la fuente de la que su hijo bebe la autoaceptación y desde la que más tarde podrá proporcionar amor a otro. Es la esencia de lo que cimienta las relaciones personales y lo que permite que capeemos las tormentas. Es lo que ha mantenido unida a mi familia a través de nuestras desgracias y tribulaciones. Es mi opinión, es pura magia.

Mente yóguica

El amor es desinteresado. Intente desprenderse de todas las expectativas que tenga acerca de lo que su bebé deba ser ahora o en el futuro. Sólo dispone de un día —hoy— para dedicarle este momento. No debe tener expectativas, excepto para conectarse de corazón a corazón mediante un vínculo de amor incondicional.

Técnica yóguica

Para poder trabajar en el centro del corazón se requiere reconocer todos los métodos de autoprotección que utilizamos para evitar la vulnerabilidad emocional o física. Éste es un ejemplo de protección física del corazón que utilizamos a diario: la axila es una zona protegida y defendida, y un camino directo hacia el corazón. Levante los brazos hacia el techo por encima de la cabeza con las axilas desprotegidas, y se dará cuenta de que se siente más vulnerable que si cruza los brazos sobre el pecho para cerrar las axilas.

El ritual

Para sentirse más cómoda puede probar la fragancia de ciprés. A mi me suele gustar el aroma de los árboles de hoja perenne. Flores de amor, como el lirio, la rosa y la magnolia parecen apropiadas. Los colores que siempre relaciono con el centro cardíaco son el rojo y el verde. Como música de fondo suelo poner un ritmo suave que armonice con el latido del corazón, o los sonidos de un fuego crepitante, que evoque imágenes de una chimenea que calienta el hogar. La música debería ser fluida y romántica, de violines, por ejemplo.

Posturas para la madre

EXPANDIR EL PECHO

Empiece este movimiento teniendo al bebé en una postura cómoda y a mano.

1. Sentada en el suelo en medio loto, una los dedos de las manos por detrás de la espalda, estirando los brazos y elevando el pecho al mismo tiempo que levanta las manos por detrás, y respire cinco veces. Asegúrese de no arquear la espalda e intente mantenerla alineada durante todo el ejercicio.
2. Expanda y estire, y luego suelte. Repítalo cinco veces.

ESTIRAMIENTO FELINO

1. Con el bebé tendido en el suelo frente a usted, con los pies casi tocándola, póngase «a gatas», con una mano a cada lado del cuerpo del bebé, que ahora tendrá bajo su propio cuerpo.
2. Siéntese hacia atrás, sobre los talones y estire la espalda, dejando los brazos libres y permitiendo que la cabeza caiga sobre el pecho.

3. Estírese hacia adelante hasta que se apoye sobre las rodillas y estire la espalda hacia el techo como un gato, para luego volver a dejarla recta.
4. Repítalo cinco veces.

DE CORAZÓN A CORAZÓN

1. Con el bebé todavía en posición vertical frente a usted, vuelva a sentarse sobre los talones, con los brazos estirados frente a usted. Inclínese hacia adelante, sosteniendo el peso del cuerpo apoyándose en los codos.
2. Desplace el peso hacia adelante, a las rodillas, y coloque las manos bajo la espalda y el cuello del bebé.
3. Gire su propia cabeza hacia los lados y presione su oreja contra el corazón del bebé. Mantenga esa postura durante treinta segundos.
4. Repita cinco veces, girando la cabeza al lado contrario en cada ocasión.
5. A continuación, con las manos todavía sosteniendo el cuello y la espalda del bebé, desplace su propio peso hacia delante, a los codos, de manera que pueda inclinarse sobre el niño y colocar su corazón contra el de él. Manténgase así durante treinta segundos.
6. Repita la secuencia cinco veces.

Posturas para el bebé

ESTIRAMIENTO CASERO

Como las manos del bebé suelen estar cerradas, es importante abrírselas y estirárselas mediante un suave masaje en las palmas. Los bebés tienen que ser capaces de abrir las manos si quieren gatear.

1. Tome una de las manos del bebé entre su propio pulgar y dedos y masajee con suavidad el centro de la palma con su pulgar mientras su otra mano desenrosca y estira los dedos de esa misma mano.

2. Deslice su mano bajo la mano del bebé mientras le estira los dedos, de manera que se doblen un poquito hacia atrás. Hágalo durante treinta segundos.

3. Volviendo a sostener la mano del bebé entre el pulgar y los dedos, utilice la otra mano para estirarle los dedos, uno a uno, masajeando cada dedo desde la zona más cercana a la mano hasta la punta.

4. Con un dedo de la mano que está proporcionando el estiramiento recorra el perímetro de la mano del bebé y de cada dedo, para separarlos.

5. Utilice la misma mano que ha proporcionado el masaje y sostenga la muñeca del bebé con el pulgar y un dedo y hágala girar con calma de lado a lado.

6. Repita la secuencia con la otra mano y la otra muñeca.

ESTIRAR EL BRAZO

1. Con el bebé tendido en el suelo boca arriba frente a usted, permítale tomarle las manos.

2. Compruebe si puede mover los brazos del niño por encima de la cabeza, uno cada vez, empleando un movimiento que le proporcione un ligero estiramiento, para luego volver a bajarlo y depositarlo de nuevo junto al costado.

3. Repítalo cinco veces.

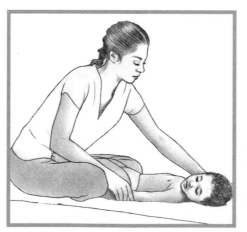

ESTIRAR EL BRAZO

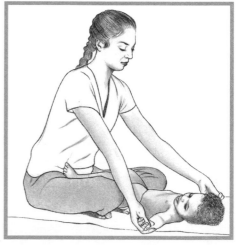

EXPANDIR EL PECHO

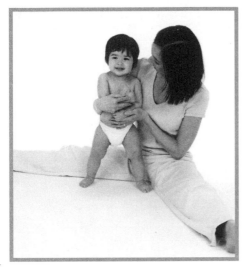

EXPANDIR EL PECHO

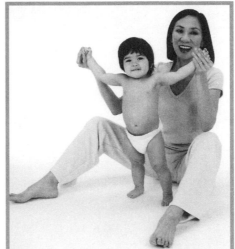

EXPANDIR EL PECHO

EXPANDIR EL PECHO

1. Con el bebé tendido en el suelo boca arriba, permita que le tome su dedo índice o pulgar de sus manos con sus manitas y que las cierre agarrando los dedos.
2. A continuación, mientras él inspira, estírele los brazos hacia fuera, a los lados, abriendo la caja torácica.
3. Cuando espire, crúcele los brazos cómodamente sobre el pecho, cerrando la caja torácica.
4. Repítalo cinco veces.

Nota: Este ejercicio también puede hacerse teniendo al bebé de pie.

PALMADAS EN LA ESPALDA

1. Tome a su bebé y sosténgalo apoyándolo sobre su hombro izquierdo, como si fuese a ayudarlo para que eructase. Sienta al bebé de corazón a corazón y sienta también su ritmo respiratorio.

2. Déle unas palmadas en la espalda, que es la parte de atrás del centro cardíaco del bebé.

3. Repítalo cinco veces.

RESPUESTA SOCIAL A LA IMAGEN DE LA MADRE

1. Sostenga al bebé cara a usted, para que pueda verla por completo.

2. Empiece a estimular una respuesta social arrullando al bebé o sonriéndole. Fomente la interacción social

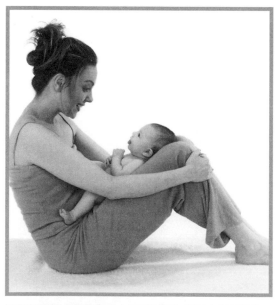

RESPUESTA SOCIAL A LA IMAGEN DE LA MADRE

Posturas para bebés de seis a doce meses

GIRAR A DERECHA E IZQUIERDA

1. Sentada con las piernas en la postura en forma de «V», ligeramente flexionadas, sostenga al bebé de corazón a corazón.
2. Estire los brazos para alejar de sí al bebé y devuélvale a la posición de corazón a corazón.
3. Balancee su propio cuerpo de izquierda a derecha cinco veces.

EL BEBÉ SE INCORPORA

1. Siéntese en el suelo con las piernas cruzadas y con el bebé sentado en el suelo, frente a usted y de cara a usted.
2. Tómele de la mano y ayúdele a incorporarse hasta que adopte una postura de pie.
3. A continuación, permita que él mismo vuelva a sentarse.
4. Continúe repitiendo la secuencia mientras el bebé parezca interesado.

Preguntas más frecuentes

P: Éste es mi segundo bebé y no me siento de la misma manera que con el primero. ¿Cómo puedo conectar de corazón a corazón si me siento así?

R: Conectar de corazón a corazón no quiere decir comparar el amor. Primero deberá deshacerse de toda expectativa acerca de cómo se supone o no se supone que tiene que sentirse. Sólo tiene que permitir que su energía cardíaca irradie libremente, y luego permitirse a sí misma sentir los ritmos cardíacos del bebé. Concédase todo el tiempo necesario para que florezcan sus sentimientos naturales. No cree expectativas ni se ponga límites de tiempo.

P: A mi bebé no le gusta que le abra los brazos hacia los lados. ¿Qué puedo hacer?

R: Empiece dedicándole más tiempo al masaje de manos. No le fuerce a que abra la mano si nota resistencia. Limítese a masajearle a lo largo del costado, desde la axila hasta la cadera y a lo largo del brazo. Ábrale la mano con suavidad y permita que vuelva a cerrarla. Repítalo varias veces antes de empezar con el ejercicio.

P: Amo a mi bebé; preferiría morirme antes que perderlo. ¿Es normal sentirse así?

R: Ésa es una opinión compartida por muchos padres primerizos, una expresión de la intensidad de sus sentimientos hacia sus bebés. No obstante, todas las relaciones cambian. Un bebé continúa creciendo y recorre muchas etapa de desarrollo, hasta que al final debe dejar la casa paterna y vivir por sí mismo. Usted está preparando al bebé para su marcha, al igual que cuando le tuvo en el útero. Le alimentó hasta que estuvo listo para ser entregado a este mundo y vivir separado de usted. Disfrute de su intensa cercanía, pero recuerde que todo cambia.

Padres

Muchos hombres se quejan de haber engendrado un hijo fruto del amor para acabar siendo desplazados por el bebé frente al interés de sus esposas. A veces se sienten muy resentidos. Es cierto que es fácil enamorarse de los bebés, pero también es cierto que la relación entre padre y madre es la base de toda familia. Si la unión entre ellos deja de ser alimentada, a pesar de todo el interés que pueda despertar un nuevo bebé, entonces la familia pasará por dificultades emocionales. Así que aconsejo a los padres que intenten ser pacientes durante los tres primeros meses de la vida del bebé y que traten de hallar sus propios sistemas para vincularse con él. No obstante, también aconsejo a las madres que hallen maneras de volver a conectar con sus maridos, de incluirlos en su relación con el bebé y de hallar tiempo para los dos. Si una pareja puede disponer de cierto tiempo para estar juntos aunque sólo sea cuando el bebé se haya dormido, es importante que ese tiempo esté señalado como una ocasión reservada para ambos. Es algo que hay que recordarles a muchas madres. Tras los primeros meses de vida del bebé, resulta más fácil planear el día de manera que haya tiempo disponible para que padre y madre puedan estar juntos.

Profesionales de los cuidados infantiles

El dolor de todo profesional de los cuidados infantiles que ame su trabajo es tener que dejar al bebé cuando éste ya no requiere de sus cuidados o bien a causa de cambios en las necesidades familiares. Todas las relaciones, incluso las de una madre y su hijo, tienen un final. Siéntase libre para amar tanto como desee cada día, porque sólo cuenta con el día de hoy para conectar con el bebé. Si hoy ama menos al bebé, eso no disminuirá la sensación de pérdida cuando ya no le cuide. No resulta posible amar demasiado a un bebé, no existe tal cosa.

Nacimientos múltiples

¿De dónde sacan los padres tanto amor para tantos hijos? Siempre he dicho que el amor es como las palomitas de maíz: haces saltar unos cuantos granos y parece que se multipliquen sin fin. Cuantas más semillas tengas, más y más palomitas aparecerán. Sólo hay que abrir el corazón y dejar que irradie para todos los pequeños con los que se ha sido bendecido. Mientras tanto, acepte toda la ayuda que le sea ofrecida, la necesita.

Bebés adoptados

Si ha adoptado a su bebé a través de algún canal que provocó un retraso de algunas semanas en su llegada, o todavía más tiempo tras su nacimiento, tenga paciencia. No tiene por qué saber necesariamente qué es lo que el bebé experimentó en esa época, ni siquiera aunque alguien se esfuerce en contárselo. Sólo el bebé sabe qué es lo que experimentó y cómo le impactó. Muéstrese paciente y permita que se recupere de la experiencia y de la pérdida antes de esperar que sea feliz con usted. Con el tiempo, y gracias a toda la paciencia demostrada y a una energía cardíaca abierta, el bebé podrá devolver todo ese amor.

El centro de la garganta

VINCULARSE A TRAVÉS DE LA EXPRESIÓN

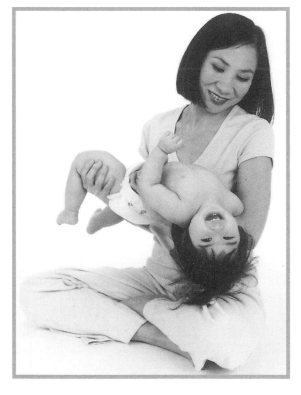

Vestida como un angelito, de rosa y blanco, Jenny, de seis meses, era una niña cuidada de manera meticulosa. Era evidente que su madre estaba encantada con ella, pero su padre sentía que como Jenny todavía no hablaba, él no podía entender qué quería y por ello no sabía cómo tratarla. Es un problema común tanto entre las madres como con los padres. Cuando llegaron Jenny y su padre, decidí pasar toda la sesión en silencio para ayudarle a ver que entendía más a través de la comunicación no verbal de lo que creía entender. En lugar de dar indicaciones verbales, le tomé las manos y se las coloqué sobre el cuerpo de su bebé, dejando que sintiese el corazón de Jenny, sus pulmones y el resto de sus órganos. Al irnos calmando, Jenny pareció hacerse más elocuente. Tal vez siempre lo había sido pero nadie se había parado a escucharla. Entonces la escuchamos y practicamos yoga juntos. Su padre pasó casi una hora entera en nuestra compañía hasta que Jenny se quedó dormida, exhausta, después de producir varios sonidos y expresar sensaciones diversas. Mientras dormía empecé a hablar con su *padre, contrastando sus observaciones y reacciones frente a la vocalización de su hija. Tenía muchas ideas acerca de qué trataba de comunicar Jenny, y todas se parecían mucho a lo que yo pensaba. Hablamos acerca de lo que significa crear un vínculo con un bebé antes de que éste pueda hablar, y de lo importante que es que los padres hallen una manera de hacerlo. Se marchó lleno de confianza y lo cierto es que ha seguido practicando su propio yoga.*

El centro de atención de la sexta sesión es el centro energético de la garganta, un centro muy creativo en el que tiene lugar la comunicación. Al igual que no hay dos copos de nieve iguales, tampoco hay dos bebés iguales. El rompecabezas de la singularidad particular de su bebé se irá descubriendo a través de su centro de la garganta, la expresión de su yo. La garganta emana vibraciones que se convierten en sonidos o palabras; éstas, junto con los gestos, son lo que utilizamos para comunicarnos los unos con los otros. El centro de la garganta incluye el estrecho conducto del cuello y la laringe, la caja laríngea, desde donde uno comunica las ideas provenientes de la cabeza y las sensaciones del cuerpo, a veces llamada la conexión cuerpo-mente porque es la única manera de expresar lo que se piensa y siente. Es la conexión entre el mundo interno y el externo, la conexión física de la cabeza o la mente de su bebé con su cuerpo. Es el centro clave desde el que usted aprende acerca de las experiencias de su bebé en la vida y a través del que se expresa su creatividad.

El centro de la garganta, que experimenta su mayor desarrollo entre los seis y los doce años, incluye una expresividad que va desde lo mundano, como son las conversaciones cotidianas, hasta lo refinado, como el temperamento artístico. Nos permite crear un equilibrio entre interpretar ideas provenientes de la cabeza y los impulsos del cuerpo. Esta estrecha puerta de entrada, situada en la cúspide de la columna vertebral, donde ésta encaja en la cabeza, cuenta con poca carne y no está protegida por hueso alguno. En cierto sentido es como el ojo de una aguja: tan pequeño y tan necesario para poder dar una puntada.

El centro de la garganta incluye la parte inferior del rostro del bebé, la nariz, orejas, senos nasales, mandíbulas, dientes, boca, amígdalas, lengua y cuello. Incluye las glándulas tiroides y paratiroides, responsables de las hormonas que afectan al crecimiento corporal y al desarrollo mental. Los músculos del cuello que permitirán que el bebé sostenga la cabeza no desarrollan la fuerza suficiente hasta pasados uno o dos meses del nacimiento.

Si el centro permanente es la chispa de la que emana la obra de arte que es vivir, el centro de la raíz es el generador que crea la energía vital, el regenerador es la paleta del artista, el plexo solar es el lugar donde se toman las decisiones y el centro cardíaco es el lienzo, entonces el centro de la garganta es el acto creativo, las pinceladas particulares del artista, los patrones y temas que componen una vida. Es ese momento de la verdad en que el artista toma un pincel frente a un lienzo en blanco.

Desde su primera respiración, su bebé ha elegido vivir, porque respirar es vivir y vivir es respirar. Ésa es nuestra elección, desde la primera hasta la última de nuestras respiraciones. Cada espiración, incluso las de un bebé que todavía no puede hablar, es una expresión del ser. Un bebé toma su primera respiración de aire vital y se expresa llorando tan pronto como nace, activando el centro de la garganta y limpiando las vías respiratorias de mucosa. Los bebés sanos lloran para expandir sus pulmones. Los bebés que no lo hacen tal vez no estén sanos. Si un bebé no puede respirar de manera adecuada debemos utilizar una jeringuilla para limpiar de mucosa el conducto respiratorio. Un bebé necesita el poder de la garganta de inmediato. Los bebés, incluso los más jóvenes, son muy expresivos, llorando, gritando, borboteando o arrullando.

En el útero el bebé no puede hablar ni hacer ningún otro sonido que no sea hipar, pero sí que puede escuchar. Autoexpresarse también incluye escuchar, así que los oídos tienen gran importancia. De hecho, el centro de la garganta se activa tempranamente durante el desarrollo fetal, porque sabemos que los bebés adquieren familiaridad con la voz de la madre, que cuenta con una pauta vibratoria única mientras permanecen en el útero y la prefieren a cualquier otra poco después del nacimiento. También gustan de escuchar canciones o historias que ya hayan oído en el útero. El bebé llega con una clara preferencia por la voz, las canciones y las historias de su madre. Eso significa que cuando el bebé todavía no había nacido, el centro de la garganta ya estaba operativo, recibiendo información en el vientre materno a través de las orejas, aunque los sonidos le llegasen amortiguados a causa del entorno líquido. El hecho de que nazca familiarizado con la vibración vocal de la madre es verdaderamente asombroso.

La voz es una de las relaciones más tempranas e importantes que usted tiene con su bebé, y cada voz cuenta con una vibración particular. De hecho, la capacidad de hablar requiere que se desarrolle el control suficiente sobre la respiración y la lengua como para formar pautas vibratorias diferenciadas que comuniquen un significado a oídos de un oyente. Su bebé llega listo para emitir ruidos y llorar, pero no para hablar, porque el control motor de la respiración y la lengua todavía no existen. El centro energético del cuello necesita energizarse más para que eso pueda suceder. Durante el primer año de vida, usted deberá tratar de discernir qué significan los diferentes sonidos que emite el bebé a través de sus pautas vibratorias particulares. Hay lloros distintos para «estoy cansado», «tengo hambre» y «estoy incómodo».

Las palabras pueden ser muy poderosas y pueden manifestarse por escrito, mediante el habla o incluso en forma musical. El centro de la garganta está implicado en todas las formas de expresión creativa. Debemos absorber información, procesarla y crear una expresión singular a partir de ella, una identidad propia como ser creativo. Un bebé toma todo lo que es de los otros siete centros energéticos y lo expresa exteriormente a través de este centro.

Aunque los niños aprenden a formar sonidos en su primer año de vida y por lo general empiezan a hablar en su segundo año, el centro de la garganta se desarrolla de forma más completa a final de la niñez, entre los seis y los doce años. Durante esta época acude a la escuela y aprende las formas originales a través de las que expresarse. Durante esos años, su hijo tendrá que producir a partir del centro de la garganta a fin de crear algo para su profesor, tanto si es algo hablado, escrito, dibujado o cantado. Los niños se sienten orgullosos o avergonzados de sus creaciones dependiendo de las reacciones de los adultos. Quienes dicen: «Los niños deben verse pero no escucharse», están virtiendo una crítica destructiva hacia esos niños; ese tipo de críticas pueden bloquear el centro de la garganta. Los niños a los que se les miente o a los que no se alienta a decir la verdad, padecen problemas en esta zona.

Muchos padres se quejan de los niños llorones, pero los lloros de un niño siempre han sido como música para mis oídos, porque sé que el bebé está energizando el centro de la garganta, para que un día pueda cantar o hablar con elocuencia. Los bebés deben llorar. Todavía no pueden hablar, así que para ellos resulta esencial llorar a fin de activar el centro de la garganta y poder expresarse. Cuando unos padres frustrados se quejan de eso, trato de poner un poco de humor en la situación, bromeando acerca de que lo único que hay peor que un niño llorón es un padre quejica acerca de un niño llorón.

Cuando mi hijo tenía tres meses, le coloqué en un canguro que me colgué por delante y nos fuimos al supermercado a comprar comida. El lugar era ruidoso, caótico y había mucha gente haciendo la compra. Mi hijo empezó a llorar sin cesar. Yo me estaba empezando a preocupar así que me di prisa en recoger unas cuantas cosas y dirigirme a la caja para pagar. Mientras mi hijo lloraba y ampliaba su capacidad pulmonar, una mujer que estaba delante de mí en la cola se volvió y me dijo: «Los bebés indios nunca lloran». No supe qué decir, pero finalmente me las arreglé para contestar: «Yo no tengo un bebé indio». Al salir del supermercado, mi hijo se tranquilizó y volvió a ser un bebé feliz y contento. Yo tenía los nervios destrozados, pero comprendí qué intentaba decirme con sus gemidos, e intenté no repetir el episodio. Y contrariamente a lo que aquella mujer me dijo, todos los bebés del mundo lloran de vez en cuando. Tienen que hacerlo.

A lo largo de mi carrera profesional como terapeuta, he tratado con muchos niños que han perdido a un padre y que a menudo han desarrollado un bloqueo en el centro de la garganta. En una ocasión conocí a un niño de tres años que había perdido a su madre. Llegó siendo mudo. Aunque antes de la muerte de su madre podía hablar, había dejado de hacerlo tras su muerte. Muchos profesionales habían tratado de determinar si se trataba de un problema físico, y también había visto a otros terapeutas. Empecé por unirme a su silencio, pero jugando con él de manera no verbal aunque muy animada. Si bien intentó evitar mirarme, no pudo pasar por alto la energía que le envié procedente del centro de la garganta. Durante las cuatro primeras sesiones no dijo ni una palabra, mientras estuvimos jugando en paralelo. Pero como ya habíamos establecido un vínculo supe que podía hablar y que había decidido enmudecer debido al trauma emocional sufrido. También supe que podría tratarle porque tras la primera sesión, cuando salía por la puerta haciendo ver que no me veía, se volvió para mirarme a hurtadillas. Sabía que le había pillado y no le iba a soltar. En la quinta sesión, en honor del quinto centro energético, la garganta, empezamos a tararear juntos una canción por primera vez. Eso señaló el principio de su período de recuperación, y a partir de entonces trabajamos con éxito durante el año siguiente a fin de abrir el centro de la garganta y hablar sobre el dolor de haber perdido a su madre. También nos divertimos mucho. Mientras trabajé con él recordé ese viejo dicho que dice: «La alegría compartida es doble y el pesar compartido no lo es tanto». Así es, sea cual sea el trauma que se haya sufrido.

Siempre me ha parecido muy beneficioso desbloquear el centro de la garganta de hijos y padres. Si los padres se vinculan con sus bebés desde el principio, disfrutarán de la magia del centro de la garganta. Cuando el niño exprese el dolor o la alegría de una experiencia en la vida, los padres sabrán qué palabras utilizar para ofrecerle algo de consuelo.

El proceso de vincularse con el bebé a través de la expresión empieza al hablarle dulce pero animadamente a lo largo del día. Sus oídos necesitan ser estimulados por la vibración materna, y no porque usted hable muy alto. Los oídos de los bebés están compuestos de delicadas estructuras internas y necesitan ser tratados con cuidado. A los bebés les encantan los sonidos repetitivos y rítmicos. Las nanas resultan muy eficaces a causa de su naturaleza suave y monótona. Cuando el bebé vocaliza hay que establecer contacto ocular con él y responderle imitando los sonidos, para demostrarle que se le ha entendido y a fin de iniciar una conexión energética a través de la garganta. Hay que actuar como si tuviese lugar una auténtica conversación. Se pueden decir cosas como: «¿De veras?», «Explícamelo todo», o bien: «¿Y qué más me vas a contar?». Hay que dar tiempo al bebé para que pueda responder, y luego contestarle vocalizando. A los bebés les encanta eso y les entusiasma la conexión energética. Sienten que tienen poder en el mundo. Pueden expresarse a sí mismos y ser escuchados, y el mundo les contesta. Para un bebé, su madre es el mundo. Si su madre no le responde, entonces el mundo no parece un lugar muy agradable.

Finalidad física

La finalidad física de estos ejercicios es abrir las vías respiratorias y permitir el flujo abierto de energía. Cuando hay tensión en la zona de la garganta, la voz —y por tanto la expresión clara del ser— no puede fluir con facilidad y naturalidad. La autenticidad de la autoexpresión sólo se manifiesta cuando la garganta está relajada y abierta.

Finalidad psicológica

Alentar la expresión y la vocalización del bebé y empezar a comprender de manera intuitiva qué es lo que quiere decir requiere de una capacidad paterna de gran importancia: escuchar al bebé con el tercer oído, u oído interior. Escuchar con el tercer oído es escuchar las palabras y los significados de las palabras a un nivel no sólo literal. Significa comprender la emoción que radica tras las palabras y su significado profundo para que usted, como padre o madre, pueda responder de forma adecuada a las necesidades expresadas.

Mente yóguica

Este centro energético trata de tender puentes. La mente yóguica se hace consciente de que se está tendiendo el puente de la expresión desde el mundo interno —las ideas de la mente y las sensaciones del cuerpo— hacia el mundo externo. Es importante poder tender puentes resistentes que puedan conectarse de manera sólida con otro, de manera que ambos lados estén bien servidos. La mente no puede existir sin estar sólidamente conectada con el cuerpo, y el cuerpo no opera de una forma saludable sin utilizar la mente. El mundo interno por sí mismo, desconectado del externo, es un lugar solitario, y si el mundo externo nunca se alimenta con las riquezas del mundo interno, entonces carece de sentido. Los puentes son vitales.

Técnica yóguica

La técnica para abrir el centro de la garganta es muy sutil y efectiva a la vez. La estimulación tiene lugar mediante un contacto ligero. Para el delicado centro de la garganta, menos es más, y los movimientos más pequeños tienen intensos efectos. Este centro incluye el oído, una de las zonas más sensibles del cuerpo, sobre todo a causa de los meridianos de energía situados en su perímetro. Por tanto, es esencial modular el tacto para que se adecue al bebé.

El ritual

Trate de perfumar la habitación con salvia, que ayudará a que pueda hablar con claridad y a sentirse purificado. La música de ópera u otras piezas en las que aparezcan hermosos cantos señalan a la garganta como el gran resonador. Decore la habitación en tonos suaves, como azules plateados. Use tulipanes, narcisos y jacintos, que valientemente se abren camino durante el invierno para anunciar la primavera. Simbolizan la valentía de decir la verdad desde el centro de la garganta, por muy inhóspito que pudiera ser el entorno.

Posturas para la madre

Para percibir el resonador de la zona de la garganta, coloque los dedos a cada lado de su propio cuello mientras tararea. Sentirá las vibraciones. Cante «do, re, mi, fa, sol, la, si, do» para sentir las diferentes vibraciones y frecuencias de cada sonido.

CERRAR LA BARBILLA

1. Con el bebé tendido en el suelo frente a usted, siéntese con las piernas cruzadas en medio loto, con las manos cruzadas por detrás de la cabeza y los codos apuntando hacia los lados.
2. Lleve los codos hacia adelante y la barbilla hacia el pecho.
3. Manténgase ahí durante unos segundos, luego siéntese erecta mientras levanta la cabeza y abre los codos hacia los lados.
4. Repítalo cinco veces.

TIRAR DE LA OREJA

1. Con el bebé todavía tendido en el suelo frente a usted, siéntese en medio loto, con el brazo derecho flexionado por encima de la cabeza, de manera que se toque la oreja izquierda con la mano derecha.
2. Deslice la mano derecha por encima de la oreja izquierda e incline la cabeza hacia la derecha.
3. Tire de la oreja entre cinco y diez segundos.
4. Suelte la oreja y devuelva la cabeza de nuevo al centro.
5. Repítalo cinco veces.
6. Repita el ejercicio cinco veces con la mano izquierda, inclinando la cabeza hacia la izquierda.

DESBLOQUEAR LA MANDÍBULA

1. Mientras permanece en medio loto con el bebé tendido en el suelo frente a usted, relaje conscientemente todo el rostro. Para conseguirlo, hágase consciente de los huesos y el tejido blando de las zonas que normalmente están contraídas, para que puedan relajarse. Deje la mandíbula suelta y caída, que se abra la boca, y que la lengua se asiente con facilidad en la parte de atrás, con los labios descansando de manera natural (sin adoptar ninguna expresión en particular), ablandando los músculos de la barbilla y las mejillas, y relajando toda tensión muscular en la frente. Sentirá que los músculos se han «soltado».

2. Permanezca en este estado durante treinta segundos, o hasta que su bebé pida más atención.

Posturas para el bebé

MASAJE DE LA OREJA

1. Sentada con las piernas estiradas por delante, deposite al bebé boca arriba sobre sus piernas, con la cabeza cerca de sus tobillos.
2. Siga el contorno externo de las orejas del bebé con el dedo índice, en el sentido de las agujas del reloj, empezando en las sienes, descendiendo por el rostro hasta los lóbulos y ascendiendo por el borde de las orejas.
3. Si el bebé responde bien, repítalo dos o tres veces.

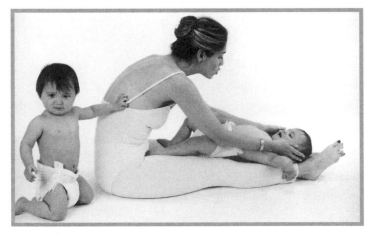

MASAJE DE LA OREJA

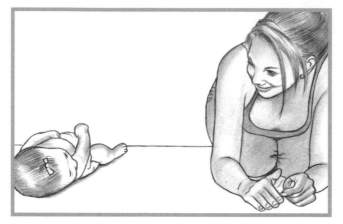

GIRAR LA CABEZA HACIA LA VOZ DE MAMÁ

GIRAR LA CABEZA HACIA LA VOZ DE MAMÁ

1. Deposite al bebé en el suelo, boca arriba.
2. Colóquese a la derecha de él, por debajo de su ángulo de visión directa. Produzca un sonido acogedor para atraer la atención del bebé y animarlo a que mire en la dirección de su voz.
3. Haga lo mismo pero del lado izquierdo.
4. Repita el ejercicio con otras dos formas diferentes de estimulación auditiva, como pueden ser una campanilla o un sonajero. No se olvide de alabar al bebé por responder.

Posturas para bebés de seis a doce meses

COBRA

1. Ponga al bebé en el suelo, boca abajo. Arrodíllese detrás de él con los pies metidos bajo los glúteos y los dedos de los pies apoyados contra el suelo.
2. Deposite las manos a los lados del bebé.
3. Deslice las manos hacia delante por debajo de los omóplatos del bebé;

continúe deslizándolas hasta que toque el suelo con los codos y tenga los antebrazos algo levantados del suelo, mirando hacia fuera.

4. Coloque las manos de manera que se miren entre sí y sostenga la cabeza del bebé entre ellas.

5. Balancéese ligeramente hacia atrás, hacia los talones, manteniendo los codos en el suelo mientras le levanta al bebé la cabeza, los brazos y los hombros. El torso del bebé debe elevarse unos cinco centímetros pero el resto de su cuerpo debe permanecer en contacto con el suelo.

6. Descanse durante unos pocos segundos en esa posición para que el bebé tenga la oportunidad de mirar a su alrededor, y luego bájele de nuevo hacia el suelo.

7. Repítalo cinco veces para abrir por completo la zona de la garganta y el pecho.

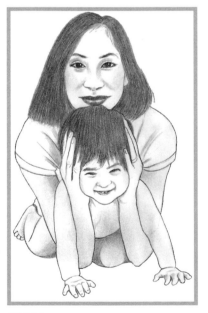

COBRA

Preguntas más frecuentes

P: Mi bebé tiene el cuello muy grueso; ¿quiere eso decir que tendrá un centro de la garganta muy poderoso?

R: No necesariamente; todos los bebés dan la impresión de ser seres sin cuello porque todavía no son lo suficientemente fuertes como para sostener el peso de la cabeza, y en consecuencia el cuello no está claramente definido. Puede que su bebé cuente con un centro de la garganta poderoso, pero la evidencia más clara de ello será la libertad de su expresión y el poder de dicha expresión proyectada hacia los demás, y no el tamaño de su cuello.

P: Mi bebé gira siempre la cabeza hacia la derecha y se resiste a mis intentos de que también lo haga hacia la izquierda. ¿Por qué?

R: Puede que se deba a malos hábitos de sueño y se pueden corregir ayudando a que el otro lado del cuello desarrolle una fuerza similar. Proporcione algún estímulo visual para atraer la atención del bebé hacia la izquierda. Una vez que haya girado la cabeza, estírele el lado más fuerte masajeándoselo un poco. El yoga hace hincapié en el desarrollo parejo de la energía en el cuerpo, así que es importante que los bebés puedan girar la cabeza a ambos lados para estirar los músculos del cuello, a fin de equilibrar las pautas neurológicas y las sendas sutiles de energía.

P: Mi bebé llora mucho; ¿debo ignorarle?

R: No creo en ignorar a los niños ni a los bebés cuando se expresan a sí mismos. En primer lugar me pregunto a mí misma qué estarán expresando. Un bebé no llora sin parar a menos que se sienta mal respecto a algo. Trate de percibir si el bebé está cansado o hambriento, o si sólo necesita pasar más tiempo con usted. A veces el remedio es tan sencillo como dejar que esté cerca de una, que la olisquee, que escuche el latido del corazón y se sienta protegido. Si el bebé siente que no tiene suficiente de todo ello, se mostrará muy inquieto. Estará expresando una necesidad; a usted le toca descubrir qué es lo que necesita.

P: ¿Debo enseñar a mi bebé a dormir en un entorno ruidoso?

R: No. No creo en que para conseguir que algunos niños se ajusten al ruido, lo mejor sea hacerles dormir en un entorno ruidoso. Los oídos de los bebés son delicados y en proceso de desarrollo. Prefieren sonidos suaves y tranquilizadores. Ya tendrán tiempo de ruidos durante la adolescencia.

Profesionales de los cuidados infantiles

Además de las voces de papá y mamá, el bebé que usted cuida aprenderá a buscar su voz. Se convertirá en un símbolo de comodidad, felicidad y seguridad. Así que utilice su voz con cariño y sin restricciones para que el bebé pueda disfrutar y alimentarse de ella. Los bebés no necesitan disciplina; son demasiado jóvenes. Lo único que necesitan es amor y seguridad, y usted es parte importante del proceso.

Nacimientos múltiples

Por muy atareada que esté, es muy importante pasar algo de tiempo cada día hablándole a cada uno de los niños y tratando de discernir su naturaleza única e individual. Su voz importa, y la vibración de su voz llegará a querer decir mucho para cada uno de sus bebés. Eso también le permitirá familiarizarse con sus diferentes personalidades. Por muy iguales que le parezcan, todos son diferentes, con objetivos y planes diferentes para realizar a lo largo de sus vidas.

Bebés adoptados

Como los bebés que han sido adoptados no han tenido la oportunidad de escuchar las voces de sus padres adoptivos antes de nacer, lo más conveniente es proporcionarles grandes dosis de su voz tras la adopción. Ese sonido la simbolizará a usted y a su relación con el niño. A veces, al principio, los bebés que han permanecido con su madre biológica durante algún tiempo tras el nacimiento y que luego han sido adoptados pueden mostrar alguna dificultad al realizar la transición y tal vez se muestren reservados y silenciosos. Algunos padres adoptivos temen que eso signifique que el bebé está sordo o es mudo, pero por lo general los bebés sólo se están ajustando a una nueva serie de voces y olores. La paciencia es la clave.

El centro de la cabeza

VINCULARSE MENTALMENTE

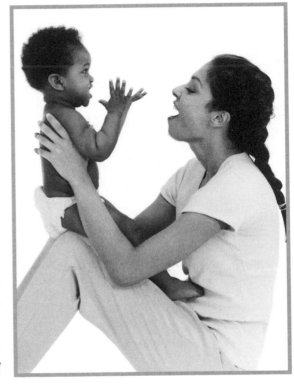

A los seis meses, Ariel era muy activa y le encantaba que la lanzasen al aire, sobre todo de arriba abajo. Su madre se mostraba bastante preocupada porque percibía que Ariel era una marimacho en ciernes, sin intereses intelectuales. Resulta sorprendente lo ansiosos que pueden llegar a mostrarse los padres respecto al comportamiento de sus bebés y lo rápidamente que se ponen a juzgarlos, incluso a edad tan temprana. La madre ya había ido al pediatra para preguntarle si Ariel era hiperactiva y si necesitaba medicación para calmarse. Qué paso más desafortunado habría sido medicar a esta niñita, cuya actividad sólo era un signo de que se estaba desarrollando de la manera que le resultaba más adecuada. Me he dado cuenta de que en algunos bebés la actividad física estimula el cerebro, en especial la función vestibular, de una manera que parece ser beneficiosa para su desarrollo. El comportamiento de que hacen gala algunos bebés suele ser precisamente de lo que tienen necesidad para su desarrollo. Debemos mostrarnos sensibles frente a sus impulsos e indicios y proporcionarles lo que precisan.

Le aseguré y le sugerí a la madre de Ariel que mientras su hija se sintiese apoyada, a salvo, y no en peligro, debía permitirle toda la estimulación que precisara.

La vida está hecha de sueños, y los sueños que albergue el bebé acerca de su vida provendrán de su centro de la cabeza. Este chakra está constituido por la parte más avanzada del cerebro, el córtex cerebral, donde se encuentran el pensamiento abstracto y analítico y el lenguaje simbólico de los sueños. Como psicoanalista con formación en interpretación de los sueños, puedo interpretar los sueños de alguien provenientes de su centro de la cabeza para ver con claridad en su psique.

El centro de la cabeza, que se desarrolla durante el período adolescente, trata de la claridad de la percepción. Relacionado con la porción superior de la cabeza, incluye las cejas, la frente y los ojos. A veces se habla de los ojos como de las ventanas del alma. Pero sea lo que fuere lo que percibe el ojo físico, el centro de la cabeza proporciona la auténtica percepción. Los ojos físicos por sí mismos no son suficientes para percibir la totalidad de una situación. Por ejemplo, se puede observar a alguien realizando un acto, pero ver la motivación del acto requiere un centro de la cabeza claro. Para ver con claridad y totalidad es necesario el *ajna*, o tercer ojo, como se le denomina en ocasiones. Sólo es otra manera de describir el centro energético de la cabeza.

Se cree que el tercer ojo está en el centro de la frente, por encima de los ojos, pero en realidad está perfectamente alineado con la glándula pituitaria, que está asociada con el centro de la cabeza. La glándula pituitaria —situada en el centro de la cabeza, entre los ojos, a varios centímetros de profundidad en el interior del cerebro— es la glándula que regula todo el cuerpo y el sistema endocrino. Es la glándula que rige todas las hormonas que se liberan y el momento adecuado para su liberación, según van siendo necesitadas por el cuerpo y la mente para su supervivencia. La glándula pituitaria está diseñada para asegurarse de que todas las funciones son llevadas a cabo cuando el bebé tiene necesidad de ellas. El centro de la cabeza gobierna las operaciones de todo el cuerpo y la mente basándose en nuestras percepciones. Como solemos decir los psicólogos, es la percepción de la realidad, y no la realidad en sí misma, la que gobierna el comportamiento. El centro de la cabeza confirma esa opinión.

El centro de la cabeza, con su sensibilidad a la luz a través de los ojos, actúa como filtro a través del que pasan todos los pensamientos, acciones y deseos. Si el filtro está empañado, entonces las percepciones están distorsionadas, conduciendo a proyecciones e ilusiones, dando como resultado acciones desordenadas. Si el filtro está limpio y transparente, entonces la percepción conlleva un pensamiento y una acción claros. Clarividencia quiere decir percepción clara: ver con claridad sin el filtro empañado. Ése es un objetivo para todos nosotros, y claro está, también para su bebé.

El centro de la cabeza también está relacionado con la sabiduría. Más que la sabiduría personal, el foco central del centro energético de la cabeza lo constituye la sabiduría de la especie. El centro de la cabeza participa del desarrollo evolutivo, así que el cerebro sabe qué pasos evolutivos, ajustes, cambios y desarrollos pueden ser de mayor utilidad para la especie. Por ejemplo, en el próximo siglo, ¿necesitará la humanidad ojos con mayor o menor sensibilidad frente a la luz? Esta pregunta está diseñada para asegurar que la especie continúe sobreviviendo y evolucione. La evolución siempre conlleva cambios, por muy incómodos que resulten, a fin de asegurar la supervivencia de la especie. Los lóbulos frontales del córtex cerebral y la glándula pituitaria están íntimamente implicados en esta tarea. En el centro de la cabeza la clave es la supervivencia de la especie, más que del individuo. Por eso nuestros hijos continuarán evolucionando y cambiando, aunque todavía no sepamos qué requerirá la próxima década o el próximo siglo de nuestra especie. Eso es asunto del centro de la cabeza.

Su bebé ha llegado aquí, a la Tierra, con el equipo mental necesario para los desafíos que llegarán, así como para los retos existentes en el momento presente. A veces, nosotras, como madres, estamos ya un poco por detrás de nuestros hijos, y ellos un poco adelantados con respecto a todo. Llegan mejor preparados que nosotras para hacer frente a lo que está por llegar. Tenemos que ponernos a trabajar para poder estar a su altura. Ése es probablemente el verdadero significado del conflicto generacional. Por ejemplo, si es usted una *baby boomer* nacida en los años sesenta, llegó a la Tierra con el cerebro preparado para los sonidos tan populares de la televisión, porque creció en la era de la televisión. Pero los niños de hoy crecen con entradas visuales necesarias para la era del ordenador, así como con un enfoque múltiple que les capacita para la era del espacio y de la concentración rápida, que a veces se confunde con incapacidad de prestar atención. Llegan listos para la MTV y una vida más rápida.

A veces, a esta disposición de cara a lo que nos trae el futuro la llamamos «percepción más elevada». Al igual que nuestros ordenadores ya nos llegan con la última versión de los sistemas operativos instalados, preparados para realizar las tareas del mañana, su bebé también viene conectado para el próximo desafío evolutivo, que en este caso son los viajes intergalácticos. Nuestras estrellitas están dispuestas para volver a visitar a las estrellas de ahí arriba, dispuestas para el pensamiento y los viajes pentadimensionales. Todo ello se me hace muy evidente a través de mi práctica privada. Hace cinco años los niños se pasaban el tiempo de descanso durante la terapia actuando como personajes de las películas de Indiana Jones o de otras películas de aventuras. Pero hoy en día representan personajes relacionados con otros planetas. Nadie les ha dicho que lo hagan, pero de manera natural han gravitado hacia el concepto del viaje intergaláctico. También es el centro del que emana la intuición. Cuando se sincronice con su hijo lo hará desde este centro, que es desde donde intuirá sus necesidades.

El cerebro es la parte más preciada del cuerpo humano. El centro de la cabeza —relacionado con el cerebro— puede imaginarse como un ordenador central o como una torre de control para todos los chakras. También podría describírsele como un líder, como el director del espectáculo, para toda la especie. El líder del grupo no sólo se preocupa de un individuo, sino más bien de todo el grupo. Un buen líder puede tener una visión más amplia que los demás y dirigir al grupo hacia objetivos interesantes, haciendo planes y pensando en el bien del grupo, no en el de un único integrante. De esta manera, el centro de la cabeza expande nuestros límites individuales más allá de nosotros mismos, hacia nuestra humanidad compartida.

El delicado cerebro flota suavemente en un lecho de fluido cerebroespinal en el interior de la protectora cavidad craneal. Hay un pulso relacionado con el movimiento del fluido que rodea al cerebro, que los buenos osteópatas y practicantes de terapia craneosacra pueden sentir. Pero como eso resulta bastante difícil para el resto de nosotros, puede que usted llegue o no llegue a sentirlo al tomar la delicada cabeza del bebé entre sus manos.

La autorreflexión y la comprensión de que la humanidad encaja en algo más grande que ella misma tienen aquí su comienzo. El centro de la cabeza opera a un nivel vibracional más alto que el centro de la garganta. Según el psiquiatra Carl Jung, el centro de la cabeza es donde hallamos los arquetipos y el inconsciente colectivo. Un arquetipo es una plantilla universal, como un plano arquitectónico de la psique y de la identidad con la que contamos. Las percepciones confusas de imágenes idealizadas o desdeñadas del yo que bloquean nuestra evolución hacia una mayor integridad también están aquí. El inconsciente colectivo es la memoria de la evolución de nuestra especie; está alojado en algún lugar de nuestros cerebros, y se utiliza cuando el centro de la cabeza nos lleva hacia adelante por nuestro camino evolutivo. Este pasado evolutivo nos vincula a unos con otros, y por eso no estamos solos. Vincula a su bebé con el resto de nosotros y con nuestros antepasados.

Al principio, su bebé no verá con claridad los bordes duros y afilados de los objetos, pero contará con una impresión general de forma, color y movimiento. Con el madurar de la visión, los ojos irán enfocando mejor el aquí y ahora. Al principio, los dos lados del cerebro del bebé apenas se diferencian, pero al ir desarrollándose, un hemisferio se convertirá en dominante, o será más dinámico, y el otro más receptivo. La preponderancia del hemisferio cerebral también se manifestará en una preferencia por un ojo, mano y pie, pero eso sucederá bastante más adelante (cuando tenga entre cuatro y seis años). Ambos ojos verán diferente y captarán información diversa, al igual que dos piernas y dos brazos ejecutan acciones de manera diferente. También se irán formando de manera diferente los dos lados del cuerpo, y uno de ellos será ligeramente más grande que el otro.

Si el centro permanente es la chispa de la que emana la obra de arte que es vivir, el centro de la raíz es el generador que crea la energía vital, el regenerador es la paleta del artista, el plexo solar es el lugar donde se toman las decisiones, el centro cardíaco es el lienzo y el centro de la garganta es el acto creativo, entonces el centro de la cabeza es el lugar en que se comprende el significado de la pintura del artista o de la creación de la vida, tanto por parte del artista como en términos de la evolución de todos los artistas.

Finalidad física

En este centro, las finalidades son diferentes para el bebé y para el adulto. Para el bebé hay que tratar de activar los ojos, orientándole y alentando su rastreo visual. Los adultos, cuyos ojos ya dominan ese tipo de habilidad, deben concentrarse en desarrollar lo que denomino un «enfoque suave», una percepción interna, o más bien un sentido interno, de su bebé, tanto si lo ven físicamente como si no.

Finalidad psicológica

Su objetivo es activar y honrar la percepción más elevada en su hijo y ayudar a que se desarrolle. Siempre que su hijo comparta sus percepciones aliéntelo sin prejuicios.

Mente yóguica

Dé por sentado que su bebé no tiene defecto alguno y que es perfecto para hacer frente a sus necesidades en la vida. Si de repente se manifiesta una necesidad particular e inusual, considérela parte de su camino hacia la integridad, y no como un problema, sino como parte de un proceso. Cuente con que su bebé dispondrá de capacidades diferentes a las suyas propias. Es diferente porque va a vivir en un período temporal distinto al suyo. Resista la tentación de etiquetar su comportamiento y de buscar soluciones fáciles, como considerar el comportamiento como normal o anormal. Permita que tanto el bebé como su personalidad se desarrollen sin juicios de valor.

Técnica yóguica

De lo que se trata es de trabajar con su bebé, no contra él. No son adversarios, son compañeros en el camino de la vida. Al conducir y guiar a su bebé, está usted también aprendiendo de él. Enseñar y aprender es un camino de dos direcciones.

El ritual

El color que suele asociarse con el centro de la cabeza es el índigo, al igual que el color azul de medianoche que puede verse en las noches más oscuras, cuando las estrellas brillan intensamente. Ese momento de la noche siempre me ha parecido espectacular, porque es la hora en que tienen lugar los sueños; con la ayuda del profundo discernimiento proporcionado por dichos sueños, las vidas pueden reorganizarse y comenzar de nuevo.

Puede probar con la fragancia de clavos de olor, para potenciar la memoria y la claridad, o incluso con el aroma de manzanilla, que evoca paz y relajación. La flor asociada con los sueños es la mimosa. La música debe ser etérea, tipo new age, ya que los sueños se desarrollan a partir de nuestro universo paralelo, nuestro estado de sueño, o inconsciente.

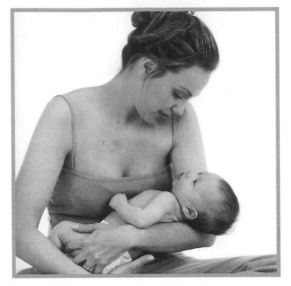

POSTURA MEDITATIVA DE ENFOQUE SUAVE

Posturas para la madre

POSTURA MEDITATIVA DE ENFOQUE SUAVE

1. Siéntese adoptando la postura de medio loto y sostenga a su bebé como si fuese a darle el pecho. Apoye la espalda en la pared si eso la hace estar más cómoda.
2. Acune la cabeza y el cuello del bebé en el pliegue del codo.
3. Relaje la frente, cierre los ojos y empiece a sentir a su bebé a través de las manos en lugar de a través de los ojos físicos y la vista. Al relajar los ojos, su mente recogerá información sobre el bebé mediante otros métodos. A eso lo denominamos sentido interno o percepción interna.
4. Respiren juntos durante unos minutos. Si desea escuchar música, asegúrese de que la ayuda a mantener el estado meditativo, ya que el centro de la cabeza trata de actividades meditativas.
5. Sienta a su bebé desde el interior de la cabeza. Encuentre tranquilidad en su mente y sosiegue su respiración.
6. Mantenga esa postura durante un minuto o hasta que el bebé se inquiete.

Posturas para el bebé

MASAJE DE LA FRENTE

1. Con el bebé tendido en el suelo boca arriba y la cabeza cerca de los tobillos de la madre, acune la cabeza del bebé en sus manos.
2. Colocando los dedos a los lados y por la zona posterior del cuello del bebé, deje reposar sus propios pulgares en las sienes y realice movimientos circulares para estimular la piel.
3. Ponga los dedos encima de la frente del bebé y poco a poco vaya deslizándolos por la frente, hasta alcanzar las orejas, como si quisiera alisar la frente.
4. Masajee la frente mientras le sigue sosteniendo la cabeza entre las manos y los dedos.
5. Continúe durante un minuto o hasta que el bebé se inquiete.

RASTREO VISUAL

Este ejercicio estimula la capacidad del bebé para rastrear un objeto visualmente. Utilice un objeto rojo que atraiga la atención del bebé, siempre que no sea afilado y que sea lo suficientemente grande como para que lo vea. Una buena elección sería un aro de plástico de color rojo, de unos diez centímetros de diámetro, suspendido de una cuerda.

1. Siéntese en la postura de medio loto y coloque a su bebé en el suelo, mirando hacia usted y boca arriba.

2. Suspenda el aro a unos veinte centímetros por encima de los ojos del bebé y muévalo de izquierda a derecha a velocidad media, a fin de atraer su atención visual. Si mueve el aro con demasiada rapidez, los ojos del bebé no lo seguirán; si lo mueve lentamente, no se mostrará interesado.

3. A continuación, mientras continúa sosteniendo el aro por encima de los ojos del bebé, muévalo entre los ojos y la barbilla, para volver de nuevo a la altura de los ojos.

4. Luego mueva el aro en círculo. Forme un círculo ligeramente más grande que la cabeza del bebé. Dé vueltas en una dirección y luego en la otra a fin de estimular ambos ojos.

5. Realice cada uno de estos movimientos cinco veces o hasta que note que el niño se ha cansado.

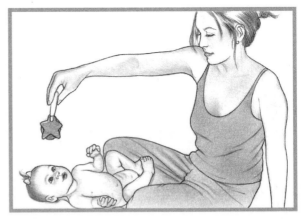

RASTREO VISUAL

Ejercicios para bebés entre seis y doce meses

RASTREO VISUAL

1. Con el bebé sentado frente a usted y mirándola, atraiga su atención moviendo un aro rojo de lado a lado.
2. A continuación, muévalo de arriba abajo.
3. Luego trate de moverlo de forma circular para animarle a que utilice los ojos para seguir la trayectoria. Sabrá si lo está haciendo porque su cabeza se inclinará en dirección al objeto móvil, al igual que las cabezas del público se mueven para seguir la trayectoria de la pelota en un partido de tenis.
4. Repita cada movimiento cinco veces.

Preguntas más frecuentes

P: ¿Cómo puedo estimular el cerebro y el proceso de pensamiento de mi bebé?

R: Bebés diferentes reciben estimulación de formas diversas. Si está abierta a las pistas que pueda darle el bebé, percibirá cuál es la necesidad y podrá satisfacerla. No se preocupe, eso sucede de forma muy natural. Recuerde que todos los bebés necesitan estimulación motora, emocional, visual, auditiva y táctil.

P: ¿Puede que mi bebé sea maníaco-depresivo? Cambia de humor muy a menudo.

R: El talante de los bebés es muy cambiante. Es algo perfectamente normal. Tenga cuidado y no adhiera etiquetas psiquiátricas a un bebé en desarrollo; permítale que se desarrolle por sí mismo.

P: ¿Es bueno que mi bebé vea la televisión mientras se balancea en su mecedora? ¿Es algo malo?

R: No creo que a los bebés les perjudique observar proyecciones visuales, tanto en la televisión como en la vida real, siempre y cuando no se utilice la televisión como niñera durante largos períodos de tiempo. Asegúrese de que está lo suficientemente lejos del aparato para evitar al máximo la radiación, o de que la luz de la habitación no le daña los ojos.

P: A veces mi bebé evita mirarme cuando llego a casa después de trabajar. ¿Cree que me reconoce?

R: Pues claro que la reconoce, pero está demostrando su rabia a causa de su ausencia durante el día. Además, de momento no cuenta con muchos medios para mostrar dichas emociones, así que cuando apartan la mirada quieren demostrar desagrado o enfado. Déle tiempo y permita que se vaya ajustando a tenerla a usted en casa. Lo único que le ocurre es que está triste por echarla de menos durante todo el día.

P: Los ojos de mi bebé parecen enfocar de forma diferente. ¿Es eso un problema?

R: No se trata de una cuestión de agudeza visual. Los bebés utilizan los ojos de manera diferente; tienen que aprender a coordinarlos, algo que los adultos ya saben hacer. Fíjese en cómo se le desarrollan los ojos a lo largo de los próximos dos años. Si los problemas persisten, consulte con su pediatra u oftalmólogo.

P: ¿Tiene este chakra algo que ver con la educación?

R: Aunque esta sesión trata de vincularse mentalmente, el chakra no implica necesariamente educación. Aunque la educación es ciertamente algo deseable y provechoso, no crea por sí misma un centro de la cabeza poderoso. El centro de la cabeza existe en todos nosotros, independientemente del nivel de escolaridad.

Nacimientos múltiples

Atender a las necesidades de estimulación visual de todos sus bebés puede resultar difícil. Es importante darse cuenta de que sus necesidades pueden variar enormemente, así que debería saber valorar las diferencias existentes. A uno puede gustarle muchísimo la estimulación visual, con mucho cambio de colores y de formas, mientras que otro puede preferir colores más suaves y apagados y menos cambios. Fíjese y muéstrese sensible frente a esas necesidades.

El centro de la coronilla

VINCULARSE MEDIANTE EL FORTALECIMIENTO ESPIRITUAL

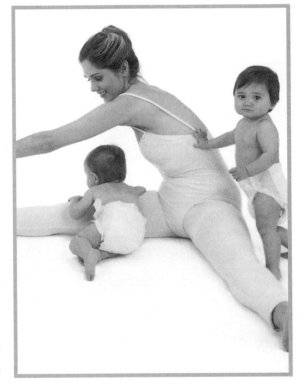

La madre de Diana no estaba segura de creer en el concepto de espíritu. *Cuando trabajamos en el centro de la coronilla en las clases de Yoga para bebés, en principio pareció sentirse insegura e incómoda. Cuando le expliqué que tanto si creía como si no creía en el espíritu, el centro de la coronilla trataba sobre cómo sintonizar los ciclos corporales propios con los ciclos del planeta y del universo, se sintió más dispuesta a aceptar la importancia del centro de la coronilla. Le expliqué que como tenía que luchar con la pequeña Diana (6 meses) para determinar cuándo dormir y cuándo comer, podíamos intentar armonizar los ciclos de madre e hija y que Diana sintonizase con el ciclo noche-día. Ideamos un plan para animar a Diana a dormir períodos más prolongados durante la noche y estar más despierta durante el día. Eso le fue muy bien a su madre. Empezó a comprender que esos ciclos están relacionados con la activación del centro de la coronilla.*

Al igual que todos los estanques de agua de la Tierra reflejan la luna, los bebés también reflejan el universo entero. El centro energético de la coronilla, en la parte superior de la cabeza, es considerado como el centro espiritual o meditativo, como la parte de nosotros que está en contacto con el universo. Por esa razón, las actividades de ese centro, que se desarrolla sobre todo durante la edad adulta temprana, incluyen técnicas meditativas. Si coloca un pequeño cuenco redondo encima de la parte superior de la cabeza del bebé, habrá trazado el perímetro del centro de la coronilla. Está definido por el mayor de los dos puntos blandos con los que llegan los bebés; esas dos zonas son las fontanelas, donde los huesos del cráneo no han acabado de fusionarse y la única separación existente es una membrana protectora que separa el delicado cerebro del mundo exterior. Todavía no se ha desarrollado el hueso duro que acabará cerrando el centro de la coronilla, y por tanto el bebé llega abierto a los cielos. Deberá vivir aquí unos cuantos meses antes de sentirse enraizado en la Tierra, y durante ese tiempo las fontanelas se le irán cerrando de manera gradual, olvidando de dónde viene.

La glándula pineal está asociada con el centro espiritual. Esta glándula es sensible a la luz y es la responsable de los ajustes del sistema nervioso autónomo y del sistema endocrino, que forman parte de nuestro ciclo de sueño-vigilia y tan necesarios para una buena salud. La melatonina es la hormona que produce dicha glándula. La melatonina regula los ciclos del sueño y ayuda a coordinar las funciones biológicas del cuerpo en relación con el entorno. Puede utilizarse para ajustar el reloj biológico al sufrir de desfase horario a consecuencia de los viajes transcontinentales en avión. La glándula pineal dirige el funcionamiento de todos los sistemas corporales, tanto si se está despierto como dormido.

Sabemos que la exposición al espectro lumínico natural es esencial para la salud y que la iluminación artificial, sobre todo la proveniente de fluorescentes, no es beneficiosa para la salud. Cuando hay una insuficiente exposición lumínica natural, corremos el riesgo de sufrir depresión, fatiga crónica, y elevados niveles de estrés. En los niños, una carencia de luminosidad natural suficiente se ha asociado con hiperactividad, desórdenes en el aprendizaje y dificultades visuales. El desorden afectivo estacional es una condición depresiva asociada con los meses invernales, cuando el espectro lumínimo es mínimo.

Se han relacionado más de cien funciones corporales con el ciclo diurno. Cuando alteramos este ritmo con iluminación artificial, desfases horarios u horarios irregulares, estamos renunciando a la coordinación central del cuerpo y sus ritmos naturales. Eso no significa que debamos imponer a nuestros bebés unos horarios rígidos. Por ejemplo, los padres que trabajan pueden alargar la jornada de sus bebés, a fin de pasar un rato con ellos antes de acostarlos, siempre que se aseguren de que duermen lo suficiente. Los bebés pueden ajustar sus cuerpos a algo así, y es mucho más deseable que un bebé pueda ver a sus padres que no que se acueste siguiendo unos horarios preestablecidos.

Aunque la mayoría diríamos que el principal producto del centro de la coronilla es la melatonina, a mí me gustaría decir que los mejores productos del centro de la coronilla son los sueños diurnos y nocturnos. Son nuestra clave para saber qué ocurre con nosotros durante la noche. ¿Qué sabríamos acerca de nuestras experiencias nocturnas si no fuese por los sueños?

Todo ser necesita un tiempo de vigilia y otro de sueño. El sueño proporciona saludables momentos REM (movimientos oculares rápidos mientras se sueña), que es cuando tienen lugar los sueños, unos sueños que son únicamente del que los sueña, al igual que la vida despierta de cada persona tiene una naturaleza y experiencias propias.

Aunque interpretamos los sueños a través del centro de la cabeza, los sueños en sí mismos provienen del centro de la coronilla. Es el lugar de la inspiración, donde se nos manifiestan nuevas ideas de manera espontánea, como relámpagos, y que a muchas personas les sobrevienen durante el sueño. Sabemos que los bebés sueñan. Si usted observa al suyo mientras duerme, percibirá que le cambia el rostro: sorbe, sonríe, ríe y se anima, y todo ello mientras duerme. ¿Qué es lo que ve? Sólo sabemos que está en medio de un sueño REM, que es cuando tienen lugar los sueños.

Al igual que cada noche tiene su día, el centro de la coronilla nos liga a nuestros cuerpos y a los ciclos de la vida. A veces, a la glándula pineal se la ha llamado el asiento del alma, el hogar del influjo de energía espiritual universal; es la conexión del bebé con lo superior. Sea como fuere que concibe a una fuerza superior —tanto si la llama Dios, Yahvé, el Uno, Brahmán, el Todo, el Universo, la Luz o bien Energía Elevada—, el centro de la coronilla es su hogar terrenal. Uno puede permanecer inconsciente de ello, ignorarlo, censurarlo, o decidir que no existe, pero me parece que seguirá ahí, al igual que la galaxia, esperando a ser vista. Algunas personas nunca levantan la cabeza para mirar las estrellas, pero siempre están ahí, brillando. El centro de la coronilla es de donde emana el halo de los santos. Es el mismo lugar del que surge la llama en la cabeza del Buda. Y es el lugar sobre el que se deposita la corona, como símbolo del más elevado poder y autoridad terrenal. Es lo más elevado.

La historia que más me gusta sobre el centro de la coronilla es una fábula india en la que Dios se pregunta dónde esconder el núcleo central del hombre, su alma, de manera que nadie pueda robarla o abusar de otro ser con su poder. Piensa en colocarla en lo alto de la montaña más elevada, en lo más profundo de una cueva o en el fondo del océano, pero finalmente decide que no, porque el hombre lo tendría muy fácil para encontrarla y robarla. Finalmente decide esconderla dentro del hombre porque éste nunca pensará en mirar dentro de sí mismo.

El centro de la coronilla es el lugar donde se esconde el alma. El centro de la coronilla tiene en sí mismo todo el poder que un hombre pudiera desear: estar en unión con el universo, sintonizar con el ritmo del día y de la noche, y con el ciclo de las estaciones.

Si el centro permanente es la chispa de la que emana la obra de arte que es vivir, el centro de la raíz es el generador que crea la energía vital, el regenerador es la paleta del artista, el plexo solar es el lugar donde se toman las decisiones, el centro cardíaco es el lienzo, el centro de la garganta es el acto creativo y el centro de la cabeza es el lugar en el que se comprende el significado creativo del artista, entonces el centro de la coronilla es el lugar de inspiración y luz que guía al artista a través de la creación de vida.

En psicología denominamos ser transpersonal al centro de la coronilla, porque se expande más allá de uno mismo, más allá incluso de la humanidad.

Expande a su bebé más allá de sí mismo, más allá de su familia, de su especie, para proyectarlo hacia los cielos, al sistema solar y a la galaxia de la que proviene. Cómo se las arreglará el bebé para mantener su conexión con el universo dependerá de sus experiencias vitales y de usted y de sus actitudes hacia lo más elevado.

¿Qué es conciencia de unidad? Piense en ello como en el modo por el que todos nos hallamos conectados, de manera que lo que le sucede a uno nos afecta a todos. Tal como han demostrado los científicos, el revoloteo de algo tan pequeño como las alas de una mariposa en una parte del mundo puede ser sentido al otro extremo como una brisa sobre la mejilla en una noche de verano. Piense en cómo una gota de agua del océano cambia para convertirse en vapor, que se eleva por el aire hasta formar nubes, para luego volver a fluir hacia la Tierra en forma de lluvia, que es recogida y que tal vez usted acabe bebiendo, siendo transformada en el líquido de una célula en el interior del cuerpo, para finalmente regresar a la Tierra cuando usted muera, para continuar su viaje para siempre jamás. Esa gota de agua que usted bebe ha estado ahí, constantemente reciclada y transformada, durante billones de años, desde la explosión inicial que dio origen al universo. Todos estamos relacionados.

El efecto de un centro de la coronilla cerrado puede apreciarse muy bien en las creencias religiosas divisorias, por las que un grupo siente que son los únicos que cuentan con un camino espiritual válido y que todos los demás están equivocados. Un centro de la coronilla cerrado origina rigidez de pensamiento en materia espiritual y la sensación de verdadero como contrapuesto a erróneo. Ésa no es la naturaleza de un centro de la coronilla abierto. Su bebé llega con su propia alma, su propia parte de infinito justo en lo alto de su cabeza. En el programa de yoga para el bebé lo estimulamos y honramos.

Lo que su bebé diga, decida o pregunte acerca del mundo será su propia visión del mundo y de cómo encaja en él. Es importante tomárselo en serio y dejar que forme sus pensamientos. Cuando los niños desarrollan una cosmovisión más amplia, que da sentido y propósito al mundo y que explica cómo encajan en él, hay esperanza. Esos niños siguen de forma espontánea una regla sagrada que surge de su percepción de la manera que encajan en un esquema más amplio. Eso es el oro más puro de un potente y claro centro de la coronilla: la conciencia de unidad.

Finalidad física

Concentrarse en estimular el cerebro para que los ciclos sueño-vigilia se ajusten a los ciclos del planeta mientras la Tierra rota sobre su eje y da vueltas alrededor del sol y a la vez nuestra galaxia gira en el universo. Todos estamos afectados por los cambios inherentes a esos ciclos, y necesitamos realizar los ajustes físicos necesarios para sintonizar con los ciclos. Los cambios de las estaciones son las manifestaciones más obvias en las que la gente ajusta sus vidas. No sólo cambiamos de indumentaria, sino que también alteramos nuestra dieta y nuestros ejercicios para adaptarlos a los cambios estacionales.

Finalidad psicológica

Tratar de ser consciente de su propia conexión y la de su bebé con el universo, de participar en la conciencia de unidad y de sentirse una parte del todo. Ésa es una manera de entrar en contacto espiritual con el bebé.

Mente yóguica

Todos formamos parte del cosmos, y cuando estamos en contacto con esa conexión, sintiéndonos parte de ella, entramos en la conciencia de unidad.

Técnica yóguica

El objetivo del centro de la coronilla es valorar las actividades diurnas y nocturnas del bebé, porque ambas son necesarias para un bebé sano.

El ritual

Utilice neroli, el aceite de las flores de azahar, que alienta la alegría y levanta el ánimo. El olíbano, para la espiritualidad y la meditación, y los aceites cítricos para revitalizar, son otras fragancias ideales que puede utilizar durante la sesión del centro de la coronilla. El color que mejor representa el centro de la coronilla es el violeta, pero personalmente prefiero el oro, como el oro de una corona. Siempre he imaginado una corona de diamantes por la claridad pura de las piedras, que son como estrellas en el cielo. Me encanta utilizar música de arpa durante los siguientes ejercicios, aunque al sitar se le considera un instrumento sagrado y se cree que la música de sitar es un camino hacia lo elevado. Elija cualquier música que asocie con lo sagrado.

Posturas para la madre

REPOSAR SOBRE LA CABEZA

1. Teniendo al bebé tendido en el suelo boca arriba, aproximadamente a un metro frente a usted, siéntese sobre los talones con las rodillas flexionadas.
2. Eche la cabeza hacia adelante hasta que la parte superior de la misma se incline hacia el suelo.
3. Permita que sus brazos y manos cuelguen a los costados, con los dorsos de las manos descansando en el suelo y las palmas hacia arriba. Intente dejar que su cabeza caiga más abajo del corazón.
4. Deje caer la coronilla de la cabeza tan cerca del suelo como le sea posible de forma que la descanse ligeramente sobre el suelo. Observe el efecto que

tiene este ejercicio sobre su cuerpo. Como los tres centros de la cabeza y sus glándulas están siendo estimulados, percibirá una sensación ligeramente mareante, un poco de vértigo visual acompañado de un nudo en la garganta que dificulta el habla.

Posturas para el bebé

SENTIR LAS FONTANELAS

1. Sentada en los talones con el bebé entre sus brazos como si fuese a alimentarle, descanse ligeramente dos dedos de una mano sobre la parte superior de la cabeza del bebé (la fontanela más grande, o punto blando) y sienta el pulso.
2. Continúe así durante treinta segundos.
3. Fíjese en la naturaleza del pulso y en la condición de la membrana que cubre este punto. El pulso es regular y puede identificarse con facilidad, aunque no sea especialmente intenso. La membrana está tensa, ni hundida ni sobresalida. Es un lugar perfecto para obtener una sensación general sobre el bienestar global del bebé. Dependiendo de lo sano o enfermo que se sienta el bebé, notará una diferencia clara en la parte superior de la cabeza y en el pulso asociado. Observe cómo siente la fontanela cuando está sano.

PREPARACIÓN PARA LA POSTURA DEL PINO

1. Siéntese con las piernas juntas y estiradas frente a usted.
2. Ponga al bebé sobre sus piernas, boca arriba, con la cabeza tocando el empeine de sus pies. Sostenga al bebé con seguridad.
3. Relaje la curva de las rodillas al flexionarlas lentamente. Sostenga al bebé con firmeza. La cabeza del bebé debe descender al elevar las rodillas.

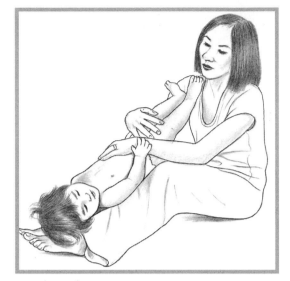

PREPARACIÓN PARA LA POSTURA DEL PINO

4. Deje que la cabeza del bebé descanse entre sus tobillos y pies. Sosténgalo ahí sólo durante unos pocos segundos.
5. A continuación vuelva a poner las piernas en la posición original, estiradas, con el bebé entre ellas.
6. Repita los movimientos cinco veces.

REMOLINO DE LA CABEZA

1. Sentada con las piernas en forma de «V» o bien de rodillas, acune al bebé con el brazo izquierdo, como si fuese a alimentarle.
2. Ponga su mano derecha sobre la cabeza del bebé y sienta el calor.
3. Utilice dos dedos para seguir la dirección del remolino de pelo en la parte superior de la cabeza, siguiendo su recorrido con mucha suavidad. No es un masaje, es un contacto ligero con el centro de la coronilla.

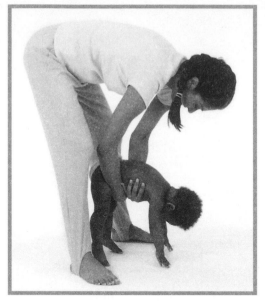

PERRITO DESCENDENTE

Posturas para bebés de seis a doce meses

PERRITO DESCENDENTE

1. Póngase en pie y coloque al bebé también en pie, frente a usted, pero mirando hacia afuera.
2. Ponga el brazo derecho alrededor de la cintura del bebé.
3. Coloque la mano izquierda por detrás de la cabeza del bebé.
4. Inclínese hacia adelante e incite al bebé para que también se incline hacia adelante al mismo tiempo, y para que toque el suelo con la cabeza o las manos. Puede que usted desee poner su mano izquierda entre el pecho y el vientre del bebé para sostenerle la parte superior del cuerpo mientras está en esa postura.
5. Siga así durante unos cuantos segundos y luego regrese a la postura inicial.
6. Repita la secuencia cinco veces.
7. No empuje la cabeza del bebé hacia abajo, sino que más bien permita que sea su cuerpo quien dirija el movimiento inclinándose ligeramente. Aplauda todos los intentos; esta posición requiere tiempo y paciencia.

Preguntas más frecuentes

P: Me asustan las posturas cabeza abajo. ¿Pueden perjudicar a mi bebé?

R: Sólo hacemos una preparación de la postura del pino, que es una manera muy suave de estimular el flujo sanguíneo hacia el cerebro, y únicamente durante unos pocos segundos. Todo ello se hace con lentitud y cuidado. Si sigue las instrucciones y mantiene la postura durante unos breves segundos, no perjudicará a nadie. Sin embargo, los bebés no deben permanecer boca abajo más allá de unos pocos segundos.

P: ¿Cuándo se cierran las fontanelas?

R: En la fontanela de atrás, la de la coronilla, el hueso se va endureciendo de forma gradual a lo largo de los primeros cinco o seis meses de vida, mientras que para la fontanela de la parte superior de la cabeza, hace falta un año. El tamaño de las fontanelas varía entre 2 y 7 centímetros.

P: ¿Cómo puedo saber si el pulso de la parte superior de la cabeza de mi bebé es sano o no?

R: Cualquier desviación del pulso que se siente normalmente en la parte superior de la cabeza significa que el bebé debe someterse a una revisión. No obstante, el síntoma más común de mala salud es la fontanela misma. Si la membrana está hundida, el bebé podría estarse deshidratando. Si sobresale formando un bulto, es que el bebé tiene una infección. En cualquier caso, llame inmediatamente al pediatra.

P: ¿Cómo puedo saber si mi bebé será muy espiritual?

R: Todo el mundo es un ser espiritual con una conexión con lo más alto. La capacidad de su bebé para conectar con lo más alto es un viaje que dura toda la vida, alimentado por el vínculo relacional paterno a través del amor incondicional.

P: ¿Está el centro de la coronilla relacionado con la religión?

R: Aunque el centro de la coronilla está asociado con la espiritualidad, no es lo mismo que la religión. La religión es la interpretación humana —a veces la mala interpretación— de lo espiritual. Según Carl Jung: «La religión es el obstáculo más grande entre el hombre y la espiritualidad», y eso me sugiere que a veces malinterpretamos nuestra conexión espiritual. El centro de la coronilla no trata acerca de lo correcto o lo erróneo. Ésas son cuestiones humanas.

P: Yo no creo en lo espiritual, ¿por qué debería entonces importarme el centro de la coronilla?

R: El centro de la coronilla está relacionado con conectarse a los ciclos de la vida y a los del universo, y eso significa conectarse con la naturaleza. No es necesario creer en Dios o en lo espiritual para reconocer esta conexión.

Bebés adoptados

Su bebé puede llegar a usted con un biorritmo diferente del suyo, a causa de su experiencia en el útero con una madre biológica diferente. Por tanto, puede que deban ajustarse entre sí hasta que consigan sincronizarse. A veces hablamos de las personas comparándolas con «gallos» o «búhos» dependiendo de cuándo se muestran más activos, pero en realidad estamos hablando de sus biorritmos. Por favor, recuerde que hay que mostrarse sensible con ello y no crítica con las diferencias mientras se ajusten entre sí.

Nacimientos múltiples

Los bebés distintos tienen personalidades diferentes e incluso pueden contar con ritmos de sueño-vigilia ligeramente desiguales y necesidades de sueño distintas. Recuerde por favor ajustar sus horarios y planes según las necesidades individuales de los bebés. Un bebé puede necesitar que le acuesten antes porque tiende a dormir más pronto. No hay necesidad de sentir que está menospreciando a un bebé porque siempre le acuesta antes que a los demás. Lo que importa es respetar las necesidades de sueño de cada uno de ellos.

Observar el temperamento en el bebé y la madre

Las diferencias de temperamento entre la madre y el bebé pueden convertir en un reto establecer un vínculo con su bebé. Por fortuna, el programa de yoga para el bebé está diseñado con el fin de ayudar a solucionar esas situaciones.

Los psicólogos han podido observar que los bebés cuentan con sus propias naturalezas individuales desde que nacen. A veces se llaman temperamentos; otras veces las llaman personalidades. En mis investigaciones en el campo de la psicología, he puesto tests psicológicos a cientos de bebés durante su primer mes de vida y luego los he vuelto a examinar cada seis meses, a lo largo de varios años.

Lo que me ha parecido más sorprendente es lo obvias que resultaban las diferencias individuales a los pocos días o semanas de haber nacido. Esas diferencias resultaron ser bastante estables a lo largo del tiempo. Los otros psicólogos y yo jugábamos al juego de comprobar si podíamos identificar las descripciones originales de personalidad de bebés de un mes de edad con las de niños de dos y tres años que regresaban al centro para reexaminarse. Solíamos acertar bastante, y los rasgos de ambas edades eran muy parecidos, sugiriendo que estas estrellitas llegaban con personalidades propias desde el principio.

El temperamento es la manera de comportarse de un bebé o un niño, la forma en que actúa, y su pauta individual de reacción frente al mundo exterior y a las personas que lo habitan. En 1937, Freud reconoció que «todo ego individual está dotado desde el principio de sus propias disposiciones y tendencias». El concepto de temperamento infantil fue reintroducido e investigado extensamente por Alexander Thomas, Stella Chess y Herbert Birch en su Estudio Longitudinal de Nueva York (ELNY) sobre el temperamento infantil, de 1963. Basado en sus investigaciones originales, se diseñaron numerosos tests psicológicos para observar a bebés y niños, con la esperanza de poner algo de orden a nuestras observaciones de las diferencias individuales. Según estos psicólogos, hay nueve categorías de reactivación que conforman el compuesto del perfil temperamental del bebé. Las categorías son: nivel de actividad, ritmicidad, accesibilidad, adaptabilidad, intensidad, umbral de respuesta, talante, distracción, intervalo de atención y persistencia. He añadido una décima categoría, capacidad para calmarse, que está relacionada con la inteligencia emocional.

Nivel de actividad

Uno de los primeros indicadores acerca del temperamento del bebé es su nivel de actividad. ¿Cuál es el nivel, ritmo y frecuencia de su actividad? Tenga en cuenta que los niveles de actividad de distintos grupos de edad también son diferentes. Un bebé activo de dos meses de edad cuenta con limitaciones físicas de las que carece un niño muy activo de un año. ¿Está su bebé moviéndose constantemente? ¿Se mueve mientras lleva usted a cabo las tareas diarias de alimentarle, vestirle, cambiarle y bañarle, o bien permanece tranquilo? Cuando regresa a la habitación después de haberle dejado en el interior del parque plegable, ¿sigue estando en el mismo sitio o ha cambiado de lugar? Observe a su bebé a lo largo de varios días y hágase una idea de sus niveles de actividad. Suponiendo que tuviese una escala, ¿le parece que estaría en la zona alta o en la baja?

Ritmicidad

La ritmicidad es el grado de regularidad con el que su bebé realiza sus funciones biológicas repetitivas. ¿Cuán regulares y predecibles son sus actividades físicas básicas, como son despertarse y dormir, comer, y las funciones intestinales? Algunos bebés son muy rítmicos y comen, duermen y defecan a horas predecibles, pero otros son mínimamente rítmicos —o arrítmicos— y por ello muy impredecibles, cambiando incluso de día en día. Esos bebés no se duermen, despiertan, hacen la siesta o tienen hambre más o menos a la misma hora todos los días. Como resultado, sus funciones intestinales y de la vejiga no suceden con regularidad. Por tanto, esos bebés pueden parecer algo impredecibles y es difícil anticipar cómo planear y organizar el día a día.

Accesibilidad

¿Cuál es la reacción inicial de su bebé a situaciones, personas, procedimientos, juguetes y lugares nuevos? ¿Se acerca a ellos o bien los evita? A algunos bebés les encanta la novedad, y siempre andan a la búsqueda de cosas excitantes y nuevas, mientras que otros reaccionan de manera negativa ante lo nuevo y diferente y tienden a retraerse. El test es comprobar cuánto tiempo le cuesta a su bebé entrar en el juego y atrapar algo nuevo. Si atraer su atención le cuesta más de cinco minutos, significa que le cuesta mostrar interés por un objeto nuevo. Si muestra interés visual durante el intervalo de cinco minutos no es que se haya retraído, sino que está explorando visualmente el estímulo y, por tanto, tomando contacto con él.

Adaptabilidad

¿Con qué rapidez se adapta o ajusta su bebé a algo nuevo para luego regresar a un estado de calma? La adaptabilidad es una habilidad que todos necesitamos cultivar a lo largo de toda la vida, pero algunos bebés nacen con más capacidad de adaptación que otros. Eso puede determinarse a través de la rapidez con la que su bebé adapta su comportamiento a un cambio de la rutina, como cuando se introducen alimentos o ropa nueva que puedan requerir de unas rutinas distintas de las empleadas con anterioridad.

Intensidad

¿Cuán intensas son las reacciones emocionales de su bebé? Algunos bebés se muestran muy dramáticos, y a menudo tienen reacciones muy intensas. Otros son extraordinariamente tranquilos en sus reacciones, incluso en situaciones alarmantes. Una reacción amortiguada sería un estremecimiento físico, pero no un berrido, frente a un estímulo de considerable intensidad, como el pinchazo del imperdible de los pañales. Una reacción fuerte sería llorar intensamente ante algo relativamente simple, como que la madre le ajuste ligeramente la ropa.

Umbral de respuesta

Los bebés cuentan con umbrales de respuesta diferentes frente a los estímulos. ¿Cuánto necesita estimular a su bebé a fin de obtener una respuesta? Algunas madres dicen: «Ya le puedes hacer lo que quieras, que ni se inmuta». Mientras que otras afirman: «Es tan sensible que incluso se despierta cuando se le resbala la manta por la noche». Algunos bebés se muestran especialmente propensos a percibir incluso los cambios más nimios en su alimentación. Pueden llegar a darse cuenta de que se ha puesto un poco de fruta en los cereales y rechazarlos. Otros se lo comen todo sin ninguna respuesta, por muy saturada que esté su comida del nuevo ingrediente.

Talante

¿Qué talante tiene su bebé durante la mayor parte del día? ¿Agradable, alegre y feliz, o desagradable, antipático y morrudo? Los talantes de los bebés también pueden variar enormemente a lo largo del día, así que fíjese en el predominante. Por lo general, ambos padres estarán de acuerdo en si el que domina es positivo o negativo.

Distracción

¿Cuán distraído es su bebé? Si su bebé encuentra un nuevo estímulo mientras está realizando una actividad física, ¿persiste en seguir con la actividad inicial o la abandona y dedica su atención a la distracción? Si su bebé está comiendo y suena el teléfono o el timbre de la calle, ¿deja de mamar durante algunos segundos? Si el bebé tiende a continuar con lo que estaba haciendo, sin interrupciones, puede ser considerado como poco distraíble.

Intervalo de atención

Los bebés también cuentan con intervalos de atención diferentes. Los intervalos de atención se juzgan por el tiempo que el bebé dedica a una actividad particular. Por lo general, los bebés hacen gala de períodos de atención cortos. Normalmente, un minuto o dos de atención es síntoma de un buen intervalo de atención durante los tres primeros meses de vida.

Persistencia

La persistencia es la capacidad del bebé de mantenerse en una actividad a pesar de los obstáculos, como puede ser continuar gateando hacia un objetivo deseado a pesar de hallar en su camino impedimentos como juguetes u otros objetos. Utilizando otro ejemplo: ¿continúa explorando visualmente el móvil que tiene sobre la cuna incluso cuando en la habitación están sucediendo otras cosas? En otras palabras, ¿persiste en un objetivo incluso cuando se frustra?

Capacidad para calmarse

La capacidad para calmarse hace referencia a la facilidad con la que un bebé puede ser calmado o puede calmarse a sí mismo, que está relacionada con el desarrollo de la inteligencia emocional del bebé. Es una capacidad esencial para el desarrollo emocional del niño. Algunos bebés pueden calmarse rápidamente tras ser perturbados, mientras que otros parecen ser inconsolables, por mucho que se intente tranquilizarlos.

Los tests psicológicos están diseñados para medir el temperamento de un bebé de una manera objetiva, comparando las respuestas del niño con las de miles de bebés en edades determinadas y en todas las categorías. A fin de que pueda dar un vistazo informal y subjetivo al temperamento de su bebé, le sugiero que tanto usted como su esposo y la persona que se ocupa de cuidar al bebé de manera profesional rellenen el cuestionario que figura en la página 166, tanto para su propio beneficio como para el de su bebé.

Según una creencia común, cuanto más se parezcan sus puntuaciones, más se aproximarán a lo real y más manejable le parecerá el bebé. Cuanto mayor sea la diferencia entre su puntuación y la de su bebé, más ingobernable le parecerá el bebé. Desde mi punto de vista, cuanto mayores son las diferencias, mayor es el desafío existente en la tarea de ajustar esta brecha temperamental a fin de poder sintonizar con su bebé. Como terapeuta, siempre me han intrigado los desafíos. Además, el temperamento no es algo fijo, y está afectado por su estilo de progenitura y el entorno. Aunque su bebé tenga un temperamento difícil, podrá modificarlo dedicando una atención y una voluntad entusiasta para poder sintonizar con él.

Desde una perspectiva psicológica, cuando más energía necesitan invertir los padres para salvar las distancias temperamentales con el bebé, más se sienten enriquecidos por sus esfuerzos. Los desafíos implican aprender. Aunque se necesite invertir más energía y paciencia para vincularse con un bebé temperamentalmente muy diferente de usted, los resultados de dicho esfuerzo pueden reportar una gran dicha.

BEBÉS CON PUNTUACIÓN ALTA

Los bebés que obtienen un puntuación alta en «manejabilidad total» tienden a ser predecibles en sus rutinas cotidianas, con una marcada capacidad para adaptarse a cualquier giro inesperado de los acontecimientos. Cuando están orientados hacia un objetivo pueden ser muy persistentes, con un buen intervalo de atención. Son de talante optimista y alegre, pero en las ocasiones en las que se muestran molestos, pueden calmarse con facilidad. Algunos considerarían a dichas criaturas como «bebés fáciles», pero eso depende de los padres y de sus temperamentos. Como este bebé tendería a ser curioso y exigente en lo intelectual, es importante mantenerle estimulado.

Fijémonos en Barry, un bebé que había obtenido una alta puntuación en «manejabilidad total». Es normal en el nivel de actividad y acepta bastante bien todo lo que sucede. Le gusta y desea lo nuevo y diferente, y siempre está alerta. Nunca nada le parece demasiado. Le gusta estar rodeado de una familia de muchos miembros y observar cómo se relacionan. No le gusta estar totalmente solo a menos que tenga juguetes nuevos con los que entretenerse.

ESCALA DE TEMPERAMENTO OBSERVADO*

Indicaciones: Valore a su bebé en las once categorías siguientes, desde «bajo» a «medio» y «alto», para indicar el nivel observado. Marque su elección con un círculo y que cada padre y persona encargada del cuidado del bebé rellene copias del mismo cuestionario.

Puntuación	1	2	3
Nivel de actividad	Alto	Medio	Bajo
Ritmicidad	Bajo	Medio	Alto
Accesibilidad	Bajo	Medio	Alto
Adaptabilidad	Bajo	Medio	Alto
Intensidad	Alto	Medio	Bajo
Umbral de respuesta	Bajo	Medio	Alto
Talante	Bajo	Medio	Alto
Distracción	Alto	Medio	Bajo
Intervalo de atención	Bajo	Medio	Alto
Persistencia	Bajo	Medio	Alto
Capacidad para calmarse	Bajo	Medio	Alto

* Una versión modificada de la «escala modelo de observación del temperamento» de la versión original de Chess, Birch y Thomas.

Puntuación de la madre: _____

Puntuación del padre: _____

Puntuación de la persona
que lo cuida: _____

Puntuación del bebé: _____

Sume todas las puntuaciones para obtener una puntuación de manejabilidad total:

Alta: de 26 a 33

Media: de 19 a 22

Baja: de 11 a 18

A la madre de Barry, su necesidad continua de nuevos estímulos le resulta agotadora, pero no obstante, es un niño muy agradable. La puntuación que ella dio era intermedia, pero baja en la categoría de accesibilidad. A ella le gusta la rutina y la monotonía, y ése era el punto de fricción entre ambos. Tenía que ayudarla a darse cuenta de que si proporcionaba nuevos estímulos diarios al bebé, o le permitía hallarlos por sí mismo, tendría un bebé muy agradable. Si no podía satisfacer esa necesidad, entonces sería su propia necesidad de rutina la que acabaría desbaratada por un bebé desgraciado. Ella podía ofrecerle la estimulación requerida convirtiendo en nuevas y diferentes las actividades cotidianas, cambiando los juguetes, el tipo de actividades que realizaba, las salidas y la gente a la que veía el bebé. No obstante, la estructura básica del día podía continuar siendo la misma a fin de ajustarse a la necesidad de rutina materna.

BEBÉS CON PUNTUACIÓN MEDIA

Si su bebé alcanzó una puntuación media, lo más probables es que aparentemente sea un bebé muy agradable pero nada predecible en sus horarios. Puede tener un nivel de actividad medio, y puede que requiera un poco más de estimulación a fin de obtener una reacción. Tiende a aproximarse y a retirarse de las novedades en igual medida. Si se enfada, a veces puede calmarse él mismo, pero otras no. Este bebé requiere atención porque en cada una de la categorías puede inclinarse un poco hacia los extremos. El truco radica en saber qué respuesta muestra en qué situaciones y en cómo trabajar con ello.

Sally es un ejemplo perfecto de este perfil. Es muy adaptable la mitad del tiempo, pero la otra mitad es todo lo contrario. A su madre le resulta difícil determinar cómo reaccionará en las situaciones y qué es lo que la hará reaccionar. Sally insiste en perseguir un objetivo hasta que parece que ya ha tenido suficiente y pierde todo interés. A su madre le cuesta bastante convencerla para que siga con lo que estaba haciendo. El talante de Sally es neutro y no tiene muchas subidas y bajadas; eso perturba a su madre, que tiene reacciones más bien intensas.

La puntuación dada por la madre de Sally está en la zona baja, con intensidad alta, distracción alta y persistencia baja. Este desajuste entre madre e hija era difícil de solucionar. Su madre necesitaba comprenderla mejor a fin de poder imaginarse cómo reaccionaría Sally, y por qué. Para simplificar las cosas, nos concentramos en una única categoría: talante. La madre tuvo que aprender a aceptar el talante neutro de Sally como diferente al suyo y tomarlo como una señal de que Sally se encontraba bien. Eso la hizo ser menos exigente con Sally, y Sally se sintió más cómoda.

BEBÉS CON PUNTUACIÓN BAJA

Si la puntuación obtenida por su bebé es baja, entonces es posible que cuando se enfada resulte difícil calmarle, y que su talante acostumbre a ser negativo. A algunos padres les puede resultar preocupante. Si el intervalo de atención es corto y sus persistencia baja, puede llegar a ser difícil motivarle hacia un objetivo. Si también tarda en adaptarse a nuevas situaciones, es posible que necesite adoptar un horario regular para que su talante no sufra alteraciones. Si su nivel de actividad es bajo, podría ser fácil porque se mostrará menos exigente. Pero si su nivel de actividad es alto, se enfrenta usted a la difícil tarea de mantenerle todo lo tranquilo que pueda. Puede que acabe sintiéndose un poco desequilibrada.

Norman es un ejemplo de bebé con puntuación baja. A su madre le resulta muy difícil manejar su temperamento porque es rítmico y algo plácido. Su madre le otorgó una puntuación media en casi todas las categorías. Para ayudar a que ambos sincronizasen sus horarios, le sugerí a la madre que se mostrase menos rígida con su rutina y que tratase a la vez de que las actividades cotidianas de Norman fuesen un poco más regulares, con la esperanza de que ambos pudieran encontrarse a medio camino.

MADRE Y BEBÉ DE TEMPERAMENTO PARECIDO

Es cierto que cuanto más parecido es el temperamento entre padres e hijos, más «fácil» le parece a la madre que es el bebé. Una de nuestras madres y su hijo Julian eran muy parecidos, e incluso también de cara. Casi podía decirse que eructaban al mismo tiempo. Solíamos reírnos de que pareciesen dos guisantes de una misma vaina, y les pregunté si estaban seguros de que no eran gemelos nacidos con treinta años de diferencia.

MADRE Y BEBÉ DE TEMPERAMENTOS DISTINTOS

Cuanto más distintos son los temperamentos de madre e hijo, más «difícil» le parece a la madre que es llevar al bebé. Ursula y su madre son un buen ejemplo de ello. Ursula es un bebé más bien tranquilo, y siempre se muestra dispuesta a aceptar lo que ocurra: los cambios de rutina, actividad, situación y gente no parecen preocuparla mucho. No es especialmente reactiva o intensa. Por el contrario, su madre es muy reactiva y cuesta muy poco obtener una reacción de ella. La madre de Ursula le dio una puntuación baja en varias categorías clave: intensidad, talante y umbral. Estaba convencida de que la inactividad de su bebé era resultado de una inferioridad intelectual y estaba determinada a estimularla como fuese. Así que a partir de los seis meses la había apuntado a todos los cursos imaginables. A la pequeña Ursula todo eso la perturbó mucho, ya que prefería hacer pocas cosas y despacio. Pero su madre no la dejaba sola. Fue bastante difícil convencerla de que con Ursula, menos era más y de que tenía suerte de contar con un bebé tan diferente a ella misma, ya que al final podrían ajustarse de manera muy positiva. Si Ursula y su madre hubieran sido ambas muy reactivas, podrían haberse ajustado mejor al principio, pero al ir creciendo el bebé, hubiera sido difícil evitar situaciones muy conflictivas. Con tiempo y paciencia, la madre de Ursula modificó su reactividad, y eso fue un gran alivio para la niña.

Bebés arrítmicos y padres

Si su bebé es arrítmico, tiene reacciones intensas y un bajo umbral de respuesta, así como una puntuación baja en capacidad de calmarse, significa que ustedes, los padres, tendrán bastante trabajo. Es posible que acaben cansados a causa de sus desajustes en los horarios de sueño y frustrados por su incapacidad para calmarse. Ese tipo de bebés resultan muy difíciles para una madre rítmica. No obstante, si tanto usted como su bebé son arrítmicos, todo lo anteriormente dicho le parecerá más llevadero que a otros padres.

Recuerde, cuanto más parecida es la madre a su bebé, más fácil será llevarse con él. Sus ritmos y temperamentos estarán sincronizados de manera natural. Pero por mucha diferencia que exista entre la madre y el bebé, si ésta está motivada y está dispuesta a comprender, puede crearse una buena sincronización.

¿De qué manera ayuda conocer el temperamento en el programa de yoga para el bebé? Conocer el temperamento de su hijo es el principio para poder comprender su naturaleza única. Es esencial comprender quién es cada uno de ustedes y cuáles son sus similitudes y diferencias. Allí donde existan diferencias, es importante saber tender puentes para que pueda crearse un vínculo profundo. Cuanto más sepa, más profundizará en su experiencia con este programa.

Continuar el programa de yoga con los bebés andarines

(DE DOCE A VEINTICUATRO MESES)

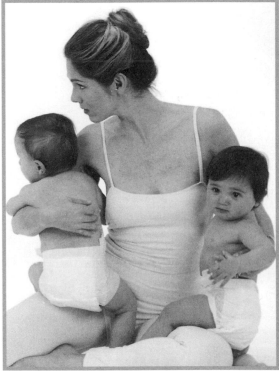

¡Felicidades! En este año su bebé empezará a caminar y a hablar. La primera vez que su bebé pueda bajarse de la cuna sin su ayuda, usted se dará cuenta de que tiene en sus manos a un bebé de un año hecho y derecho.

Su bebé, ahora ya más mayor, puede seguir beneficiándose del yoga. Como el vínculo que usted creó con él es para toda la vida y va cambiando, es importante recordar que el programa de yoga para el bebé es el principio de un proceso que continuará desarrollándose. Cada etapa del desarrollo de un niño conduce al siguiente dilema y ajuste paterno. Hace falta un flujo continuo de aprendizaje para llevarle el ritmo al bebé, y cada nueva etapa conlleva nuevos desafíos. El yoga también es una práctica para toda la vida, y puede ayudarla a enfrentar esos retos.

Ahora que su bebé ya tiene un año, ya habrá dado grandes pasos en su desarrollo. Está preparado para explorar físicamente todo aquello sobre lo que pueda poner las manos. Se ha convertido en una personita de energía inagotable, porque todos sus centros energéticos están activados. Lo explora todo y no cesa de moverse a lo largo de todo el día, hasta que finalmente se derrumba para pasar la noche dormido. Puede que se resista a dormir, porque siente que la vida es demasiado interesante como para perder un momento. Como su hijo está enfocado hacia el movimiento, usted necesitará modificar sus posturas para acomodarse a un bebé andarín. También aprenderá a disfrutar de sus momentos de tranquilidad. Hay poco tiempo meditativo.

Al bebé nunca hay que forzarle para que adopte una postura, sino que más bien hay que animarlo y engatusarlo para que haga ciertos movimientos, que deben ser recompensados. Utilice sus habilidades psicológicas para motivar a su bebé, pero asegúrese de que todo resulta divertido. Yo suelo utilizar muchos halagos y aplausos. También utilizo ayudas siempre que las necesito, porque cuando los bebés están aprendiendo a caminar, necesitan equipo o mobiliario sólido que pueda soportar su peso cuando se apoyan en él.

Ahora que su bebé también está aprendiendo a hablar, usted podrá utilizar más señales verbales a fin de ayudarle a iniciar movimientos o animarle a adoptar ciertas posturas. Por ejemplo, si necesita que acerque los pies a la cabeza, puede intentar decir cosas como: «Date un besito en los pies», o «¿A qué te huelen los pies?». Para adoptar posturas de avance, intente con «Vete a la cunita», o con cualquier otra frase a la que responda el bebé y que ayude a que inicie el movimiento. También puede desarrollar sus propias etiquetas para esos movimientos, de manera que se conviertan en algo familiar para el bebé. Por ejemplo, trate de llamar «serpiente» a la postura de la cobra, y anime al bebé a inclinar la cabeza hacia atrás mientras imita los sonidos siseantes de una serpiente. No dude en ser creativa con las siguientes posturas.

El centro de la raíz

El propósito de los movimientos en el centro de la raíz es conectarse sólidamente con la Tierra para que ahora que el bebé empieza a caminar, esté bien equilibrado y su columna vertebral perfectamente alineada.

En el centro de la raíz nos concentramos en todos los movimientos necesarios para que el bebé gatee y camine hacia adelante y atrás, así como permanecer de pie, erecto, con el peso distribuido de manera equitativa. A fin de dirigir la energía a las piernas y pies del bebé, empiece por animarle a realizar ejercicios para avanzar a gatas.

GATEAR

1. Siéntese en el suelo sobre los talones y coloque al bebé en el suelo frente a usted, sentado y de espaldas.
2. Ayúdele a moverse hacia la derecha para que su peso descanse en la cadera derecha, con las piernas un poco extendidas hacia el lado izquierdo.
3. Incítele a apoyar el peso en las manos, que puede dejar en el suelo frente a sí mismo a la vez que extiende los brazos para sostenerse mejor.
4. Muévale suavemente la pierna derecha por detrás, alinéandole la pierna izquierda para que descanse a cuatro patas (dos manos y dos rodillas). Si vuelve a dejarse caer en el suelo, permítaselo durante unos momentos, pero luego vuélvale a colocar en la posición de andar a gatas.
5. Coloque un juguete a poca distancia también en el suelo y ayude al bebé a avanzar la mano derecha, luego la rodilla izquierda, luego la mano izquierda y a continuación, la rodilla derecha, y así hasta que esté cerca del juguete. También vale si vuelve a sentarse sobre una cadera y gatea con una sola pierna. Es una estupenda introducción al mundo del andar a gatas.

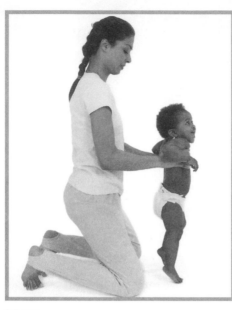

DE PIE

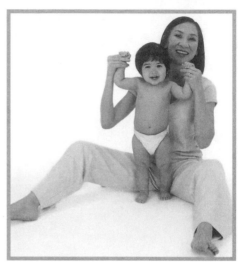

ANDAR

DE PIE

1. Arrodíllese en el suelo con el bebé tendido boca arriba en el suelo frente a usted. Deberá tener la cabeza cerca del cuerpo de la madre, con los pies extendidos.

2. Tómele de las manos y ayúdele a adoptar una posición sentada; luego vuelva a tenderle.

3. Practique este movimiento cinco veces. Eso le ayudará a reforzar los músculos del abdomen que resultan esenciales para caminar.

4. A continuación, ayúdele a incorporarse hasta que esté de pie. Después de que haya permanecido así —con ayuda (sosténgale por el torso, bajo las axilas)— durante unos momentos, ayúdele a volver a sentarse.

5. Repita este ejercicio cinco veces diarias hasta que desarrolle la fuerza suficiente como para mantenerse en pie durante varios minutos.

6. Una vez que sea capaz de sostenerse en pie, transfiera el apoyo de sus manos a un mueble sólido. Desprenderse de usted y confiar en que le está

proporcionando un apoyo adecuado requerirá de grandes dosis de fe por parte del bebé. Después de que lo haya hecho permita que se sostenga por sí mismo durante unos cuantos minutos antes de volver a sostenerle con las manos.

7. Repita la secuencia durante varios días o semanas, si fuese necesario, hasta que demuestre haber desarrollado la fuerza y la disposición para dar su primer paso.

Algunos bebés están deseando dar sus primeros pasos, mientras que otros dudan mucho. Al llegar este momento, deberá sostener el cuerpo del bebé bajo sus brazos o alrededor de la cintura. Cuando desarrolle más fuerza en la zona superior del cuerpo deberá transferir su apoyo a la zona pelviana, de manera que la zona superior sea libre para moverse independientemente y girar de lado a lado. También deberá dejarse que salte arriba y abajo tanto como quiera mientras usted le sujeta para estimular el contacto entre la base sólida y sus piececitos.

ANDAR

1. A fin de alentar a su bebé para que se anime a andar, sostenga sus manos y permítale dar algunos pasos mientras usted continúa bien sentada o arrodillada en el suelo o bien de pie por detrás de él.

2. Sujete las manos del bebé con las suyas para estabilizar su cuerpo mientras aprende a sentir el movimiento.

3. Asegúrese de moverle la mano izquierda hacia adelante cuando mueva el pie derecho y la mano derecha cuando lo haga el pie izquierdo; eso le ayudará a mantener el equilibrio.

4. Su bebé necesitará más ayuda al andar de la que usted podrá proporcionarle, así que asegúrese de tener los juguetes que puedan estimularle. Los juguetes adecuados para este propósito son del tipo que pueden empujarse y producen música o bien pequeños trenecitos rojos. Tenga en cuenta que deberán estar a la altura adecuada para que su bebé pueda levantarse y andar con ellos.

El centro regenerador

El propósito de los ejercicios del centro regenerador es abrir el sacro para facilitar los movimientos en la zona de la cadera. Eso permitirá al bebé girarse, dar la vuelta y caminar con más facilidad.

TRABAJO PREPARATORIO

1. Coloque al bebé tendido en el suelo boca arriba, con los pies hacia usted. Siéntese a su lado.
2. Tome las piernas del bebé por detrás de la rodilla con una mano. Con la otra mano sostenga la nuca del bebé mientras eleva el torso y las piernas para colocar el cuerpo en forma de una «V».
3. Mantenga esta postura durante varios segundos y luego vuelva a apoyar en el suelo tanto el torso como las piernas del bebé, al mismo tiempo.
4. Repita la postura cinco veces para ayudar a que el bebé desarrolle los músculos abdominales.

BESAR LOS PIES

1. Mientras permanece sentada adoptando la postura en «V», tienda a su bebé en el suelo boca arriba frente a usted y guíele para que levante los pies hasta la boca, para «besarlos».
2. Mantenga la postura unos cuantos segundos y luego déjele que vuelva a bajar las piernas.
3. Repítalo cinco veces.

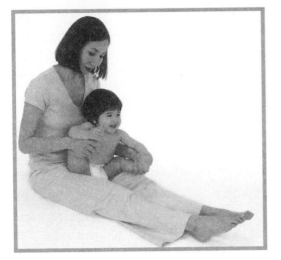

PEDALEAR

PEDALEAR

1. Siéntese adoptando la posición en forma de «V» con las piernas y teniendo al bebé tendido en el suelo con la cabeza alejada de usted o bien sentado frente a usted, sobre las piernas extendidas y mirando hacia fuera.
2. Ayúdele a pedalear hacia adelante con los pies, flexionando las rodillas. Aprender a acercarse la rodilla al pecho mientras se pedalea es muy útil de cara a ejercicios posteriores.

El centro del plexo solar

El propósito de los movimientos dedicados a este centro es proporcionar un fuerte centro de gravedad con gran flexibilidad en la columna. Eso permitirá al bebé realizar movimientos giratorios con facilidad.

FLEXIÓN DELANTERA ESTANDO DE PIE

1. Póngase de pie con el bebé también en pie frente a usted y mirando hacia fuera.
2. Sujete los pies del bebé colocando los suyos desnudos por encima para que así se sienta sólidamente conectado al suelo y para equilibrar el peso del movimiento hacia adelante.
3. Mientras sujeta al bebé por la cintura, haga que se doble hacia adelante, mientras mantiene las rodillas rectas. Intente evitar que se arrodille.
4. Una vez que le haya pillado el truco, déjele que se doble hacia adelante varios segundos, para luego retomar la posición erecta.
5. Permítale descansar unos pocos segundos antes de repetir la secuencia. Repítala cinco veces.

SUEÑOS YÓGUICOS

1. Siéntese adoptando las postura en forma de «V» teniendo al bebé tendido en el suelo boca arriba, frente a usted en un plano horizontal, con la cabeza señalando hacia la parte interior de uno de sus muslos y los pies hacia el otro.
2. Levántele los pies hacia la nariz mientras eleva también la nuca para que se encuentre con los pies en el centro del cuerpo.
3. Haga que mantenga esa postura durante diez segundos, suelte y luego repítalo cinco veces. Asegúrese de que el bebé puede moverse por la habitación libremente entre repetición y repetición.

El centro del corazón

El propósito de los movimientos destinados al centro del corazón es abrir la cavidad pectoral para que el corazón bombee la fuerza vital a través del cuerpo y conceda más espacio a los pulmones a fin de facilitar la respiración.

POSTURA DE ARCO COMPLETO

1. Siéntese en el suelo, colocando las piernas en la postura en forma de «V», con el bebé frente a usted, en un plano horizontal, boca abajo.
2. Deslice una mano por debajo de las piernas del bebé y levántelas con las rodillas flexionadas para que despegue los muslos del suelo.
3. Al mismo tiempo, mientras los brazos del bebé reposan a los lados, levántele la cabeza y el pecho del suelo. Si su bebé cuenta con un buen grado de flexibilidad, tómele las manos por detrás de la espalda con una de las suyas y los dos pies con la otra y júntelos por la espalda, en el centro del torso. Si su bebé carece de tanta flexibilidad, lo único que tiene que hacer es levantarle las piernas y la cabeza hacia el techo y sostener ahí durante unos cuantos segundos.
4. Suelte y luego repita la secuencia tres veces.

El centro de la garganta

El papel más importante del centro de la garganta es la producción de sonidos. El propósito de los ejercicios para el centro de la garganta es liberar la garganta, la lengua y los maxilares, y abrir los senos nasales y las vías respiratorias para permitir la libertad de movimientos a fin de que la autoexpresión resulte fácil y cómoda.

POSTURA DEL PEZ

1. Siéntese en el suelo en medio loto, con el bebé tendido en el suelo boca arriba, en un plano horizontal respecto de usted.
2. Deslice una mano por debajo de la zona dorsal de la espalda del bebé mientras con la otra mano mantiene suavemente las piernas del bebé en su sitio.
3. A continuación, eleve el pecho del bebé del suelo unos cuantos centímetros para que se le estire el cuello hacia atrás y para que le cuelgue la cabecita hasta tocar el suelo. Ésta es una manera de liberar al cuello de su habitual inclinación hacia adelante.
4. Mantenga esa postura durante diez segundos, y luego devuelva al bebé a la postura habitual. Repita el movimiento en cinco ocasiones. Tenga cuidado con el cuello del bebé, muévalo lenta y cuidadosamente. Si el bebé está incómodo, levántele el pecho un poco menos.

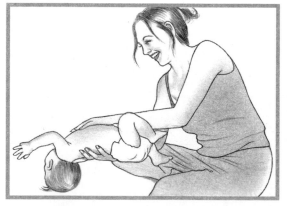

POSTURA DEL PEZ

IMITAR SONIDOS

1. Acune al bebé en sus brazos de manera que pueda verle el rostro.
2. Cuando el bebé emita sonidos, imítelos y permita que escuche cómo suenan. Para alentar la imitación, asegúrese de estar cara a cara con él, para que así él pueda ver su expresión facial y movimientos de boca.
3. Repítalo mientras al bebé le parezca divertido.
4. Intente que él también imite los sonidos que hace usted. Cuando el bebé la imite, repita su repetición y sonría para animarle.

El centro de la cabeza

El propósito de los movimientos del centro de la cabeza es empezar a activar los ojos, a fin de que el bebé pueda absorber visualmente toda la información necesaria para vivir en el mundo. Los ojos del bebé deben trabajar juntos a fin de procesar esta información. El centro de la cabeza requiere que su bebé entienda que los objetos continúan existiendo incluso después de que él deje de verlos. A los bebés les encantan los juegos, como mirar a hurtadillas, que demuestren la permanencia de los objetos.

POSICIÓN DEL PUENTE MODIFICADA

1. Siéntese sobre los talones con el bebé sentado asimismo sobre sus talones frente a usted y mirando hacia el exterior.
2. Sujete los pies del bebé y tire de sus manos hasta colocarlas por detrás del cuerpo.
3. Anímele a que se agarre los pies. Trate de ayudarle a inclinarse hacia atrás hasta que toque con los codos en el suelo.
4. Deslice una mano bajo las nalgas del bebé para elevárselas un poco de los talones mientras sujeta los pies del bebé con su otra mano. Eso le ayudará a estirar la columna vertebral y a iniciar una flexión hacia atrás. Llegados a este

punto, el bebé ya no podrá seguir tocándose los pies, y moverá las manos y los brazos hacia los costados. Su cabeza, cuello y parte superior de la espalda seguirán en contacto con el suelo. Si eso resulta demasiado difícil, usted puede sostener el peso del bebé en esta posición elevándoselo del suelo.

5. Mantenga la postura unos diez segundos, luego vuelva a dejar reposar las nalgas.

6. Repita esta postura cinco veces.

POSTURA DEL CISNE

1. Primero, coloque al bebé en la «postura de la cobra» (véase p. 130).

2. Arrodíllese detrás del bebé, que deberá estar tendido en el suelo boca abajo. Meta los pies bajo las nalgas y abra los dedos de los pies en dirección al suelo.

3. Coloque ambas manos a los costados del bebé.

4. Deslice sus manos hacia arriba por debajo de las axilas; continúe deslizándolas hacia adelante hasta que toque en el suelo con los codos y tenga los antebrazos levantados del suelo frente a usted.

5. Gire las palmas de las manos para que se miren entre sí y sostenga la cabeza del bebé entre ellas.

6. Balancéese ligeramente hacia los talones, manteniendo los codos en el suelo mientras levanta un poco la cabeza, los brazos y los hombros del bebé. El torso deberá elevarse unos cinco centímetros, mientras que el resto del cuerpo debe permanecer en el suelo.

7. Haga una pausa de unos cuantos segundos para que su bebé tenga la oportunidad de mirar alrededor, y luego bájelo de nuevo al suelo.

8. Repítalo cinco veces a fin de abrirle todo el cuello y la zona del pecho.

9. A continuación, al levantarle la cabeza con las manos, levántele las manos y los brazos, estirados, desde los costados, en un movimiento perpendicular al cuerpo, como si estuviese a punto de echar a volar.

10. Mantenga esa postura durante diez segundos, y repita la secuencia cinco veces.

ESCONDER EL ROSTRO

Puede usted esconder su rostro o el de su bebé, pero en cualquier caso, la delicia de gritar «te encontré», cuando se «encuentra» a uno de los dos, debería no tener límites.

El centro de la coronilla

El propósito de los movimientos del centro de la coronilla es estimular la parte superior de la cabeza, insuflando energía al cerebro para estimular la conexión con lo elevado y superior. La postura del pino es muy beneficiosa para el centro de la coronilla ya que permite que la sangre fluya fácilmente hacia el cerebro. Eso oxigena el cerebro y las glándulas endocrinas superiores.

Asegúrese de que esos ejercicios resulten divertidos. Muéstrese obsequiosa para animar al bebé y utilice unos cuantos juguetes para motivarlo. Recuerde que es todavía pronto para esperar que el bebé imite una postura que usted le demuestre con anterioridad. Los bebés no imitan con facilidad hasta que llegan a los dos años de edad.

POSTURA DEL PINO

1. Coloque al bebé tendido en el suelo boca arriba, con los pies apuntándola a usted mientras permanece frente a él, mirándole. TENGA CUIDADO.
2. Flexione las rodillas si lo cree necesario e inclínese por encima para levantarle las piernas y caderas del suelo. Continúe levantándole la parte inferior del cuerpo hacia usted mientras deja que la cabeza permanezca en contacto con el suelo.
3. Siga levantándole el cuerpo hasta que el bebé esté casi en posición vertical, con los pies señalando hacia el techo. Como medida de precaución, *asegúrese de que es usted quien sostiene todo el peso del bebé*, y de que él sólo está descansando ligeramente sobre la cabeza.

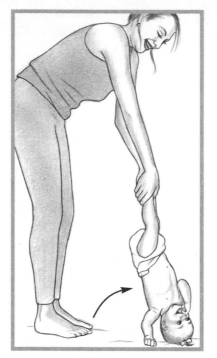

POSTURA DEL PINO

4.   Mantenga la postura durante cinco segundos antes de acompañar el cuerpo del bebé para dejarlo reposando de nuevo en el suelo. Ponga el máximo cuidado en no dañarle el cuello durante este movimiento.

5.   Repita la secuencia cinco veces.

Nota: Sostenga la espalda del bebé siempre que sea necesario, colocando una mano por debajo de las nalgas o la espalda.

RESPIRAR

1. Para empezar a estimular de forma divertida la respiración del bebé pruebe sonándose la nariz para liberar aire de los pulmones.

2. Utilice un pañuelo y muéstrele al bebé como sonarse; hágalo entre cinco y diez veces a fin de vaciar los pulmones y permitir la entrada de aire nuevo que llene los pulmones.

3. Déle la oportunidad de copiar sus movimientos.

4. Repítalo cinco veces.

POSTURA DEL NIÑO

Entre movimiento y movimiento sería buena idea que tanto usted como el bebé compartiesen una postura de reposo llamada la «postura del niño». Pruebe con la versión normal mientras su bebé lo intenta con una modificada, ya que su cuerpecito no tiene las mismas proporciones que el de un adulto.

Postura para la madre:

1. Siéntese sobre los talones con las piernas juntas e inclinada hacia adelante, haciéndose un ovillo y dejando descansar la frente sobre el suelo por encima de las rodillas.

2. Deje reposar los brazos siguiendo el contorno de las piernas, hasta llegar a los pies.

3. Descanse durante unos segundos hasta que tenga ganas de volver a sentarse.

Postura modificada para el bebé:

1. Coloque a su bebé sentado sobre los talones y ayúdele a hacerse un ovillo hacia adelante, mientras abre las rodillas hacia los lados.

2. Deje que la frente le toque el suelo mientras estira los brazos a lo largo de los costados y toca el suelo.

3. Déjele descansar mientras se encuentre cómodo en esa posición.

En esta etapa del desarrollo de su bebé, probablemente usted hará mucho ejercicio corriendo tras él. Cuando disponga de un momento tranquilo siéntase libre para adoptar sus posturas de piernas cruzadas y estirarse tal como aparece en las páginas 61 a 63. También puede intentar el «perrito descendente»:

1. Póngase en pie, con las piernas separadas a una distancia similar a la existente entre sus caderas y con los pies en contacto con el suelo.
2. Con la espalda erecta, inclínese hacia el suelo, colocando las palmas de las manos sobre el mismo, con los dedos estirados y extendidos; no tuerza las muñecas.
3. Estire las nalgas hacia el techo, con las piernas estiradas y la espalda y los brazos rectos y también estirados, de forma que su cuerpo adquiera forma de «V».
4. Si fuese posible, haga un poco de fuerza con los talones contra el suelo para aumentar el estiramiento de la parte posterior de las piernas.
5. Mantenga esa postura durante varios minutos, y luego abandónela, arrodillándose en el suelo.
6. Una vez descansada, recupere la misma postura y manténgala unos cuantos minutos más. Repita la secuencia tres veces.

Organizar su propio club de yoga para bebés

Una manera estupenda de continuar este programa una vez que usted y su bebé hayan completado las diez primeras sesiones es formar un club local para practicarlo. Un club de estas características le permitirá experimentar el aprendizaje intuitivo de la progenitura en grupo, compartir sus experiencias con otras madres y educarse a sí misma acerca de los temas que van surgiendo en relación con esas experiencias. Muchos padres se sienten bastante aislados e incapaces de encontrar una manera de entrar en contacto con otros padres que están atravesando el mismo proceso. Le sugiero que primero se reúnan con padres primerizos de su propio barrio o que conozca en las clases dedicadas a los cuidados infantiles. Hay muchos programas en marcha; puede informarse en los centros cívicos del barrio o distrito, así como en las asociaciones de vecinos o preguntando en su ayuntamiento o comunidad.

Escoja un grupo de padres con bebés que tengan más o menos la misma edad. La idea no es comparar a los bebés para ver quién hace antes qué; eso sería una pérdida de tiempo. En lugar de dedicarse a eso, trate de hallar maneras de establecer vínculos con su bebé según se va desarrollando.

Le he ofrecido unas herramientas para comenzar, y ahora todo depende de usted, de que quiera seguir utilizándolas. Formar un grupo de padres es una manera excelente de continuar en ello. Puede que de vez en cuando quieran invitar a un profesional, a un pediatra, a un especialista en desarrollo infantil o a un educador de preescolar a algunas de sus reuniones. Aunque eso no es esencial, puede añadir una perspectiva nueva al grupo.

PROGRAMA

Procure conservar un enfoque realista y desprovisto de florituras en sus reuniones del club de yoga para bebés. Es importante mantener un enfoque centrado en los niños. Recuerde que su objetivo es hallar medios para ejercer su progenitura de una manera intuitiva y establecer un vínculo con su bebé. Anime a los padres a compartir sentimientos que les asustan, o que les hacen sentirse estúpidos e inútiles. También es importante permitir la expresión de emociones ambivalentes e incluso hostiles respecto al hecho de ser padres. Anime la expresión positiva, pero recuerde que aclarar el ambiente de emociones negativas —sin necesidad de asentarse en ellas durante demasiado tiempo— también puede significar un paso adelante en el desbloqueo de algunas situaciones.

Decida un orden del día para sus reuniones. Lo más conveniente es arreglar las cuestiones de administración y demás al principio, para luego dedicarse a los ejercicios del programa, experimentando un contacto de calidad con su bebé y sus nuevos amigos. Decida qué revistas pueden beneficiar al grupo y asegúrese de que todo el mundo recibe una copia de todo el material publicado que sea relevante para el grupo. Lo más importante es experimentar la alegría de ser padres, compartir con otros las frustraciones que también conlleva, y ampliar el conocimiento.

EDUCACIÓN

Parte del propósito de este tipo de clubes es educar a los propios padres, así que elija algunos temas que le preocupen y decida quién se encargará de buscar los libros que hay que leer o los expertos a los que consultar. Éstas son tareas que pueden ser asignadas o compartidas, para que todo el mundo pueda beneficiarse del proceso de aprendizaje.

Éstas son algunas sugerencias acerca de temas que pueden discutirse en las reuniones del club de yoga para bebés:

1. El valor del contacto terapéutico.
2. Etapas del desarrollo infantil.
3. Batallas a la hora de dormir.
4. Disciplina.
5. Educación en el lavabo.
6. Desarrollo de la creatividad.
7. Cómo influenciar a los niños.
8. Cómo escuchar y hablar a los niños.
9. Encopresis/micción involuntaria.
10. Enfermedades comunes.
11. Técnicas de respiración artificial para padres y bebés.

SEDE

Si se va alternando el emplazamiento del club de yoga para bebés cada vez que se reúnen, nadie se sentirá abrumado por la tarea. Tal como ya se dijo anteriormente, lo más conveniente es asegurarse de que el lugar donde van a tener lugar las sesiones de yoga esté limpio y sea higiénico. Lo mejor es un lugar tranquilo y con una iluminación suave. Si el suelo no está enmoquetado entonces utilicen esteras acolchadas. Anime el ambiente de la habitación añadiendo fragancias, música y colores que correspondan a cada sesión.

LÍDERES

Hacen falta uno o dos padres o madres bien motivados para hacerse cargo de organizar y reunir el grupo. Eso ayudará a que el grupo no se rompa. Los grupos tienen una vida propia, pero requieren de una sólida energía de base. Al reunir a los organizadores, hay que buscar hombres y mujeres que puedan aportar experiencia al grupo, y que hayan demostrado ser competentes en algún tipo de actividad grupal, tanto formando parte de una organización voluntaria o vecinal, o bien en el seno de una familia numerosa. Esos miembros estarán acostumbrados al tipo de labor necesaria para hacer que las cosas se pongan en marcha y sucedan.

REGLAS

Todo club ha de contar con algunas reglas. En un club que se reúne una vez a la semana, una de ellas podría ser que todos aquellos que estén apuntados no dejen de asistir más de tres veces a lo largo de un período de seis meses, o no podrán seguir formando parte del club. Es necesario que los miembros del club adquieran cierto compromiso. El club necesita estabilidad y consistencia, igual que los bebés.

PRIMER AÑO

El primer año de un nuevo club siempre es el más espinoso y el que determinará si el club aguantará o no. Una vez que haya empezado con el suyo, no admita miembros nuevos hasta que exista familiaridad y compenetración entre los que ya participan. De esta manera hay menos interferencias y aumentan las posibilidades de desarrollar cierta cohesión como grupo. Recuerde que estará desarrollando relaciones con otros padres que bien pudieran durar mucho tiempo; es normal que se den roces y situaciones tensas al principio, mientras las personas se conocen, hasta que se van aceptando las extravagancias ajenas.

NUEVOS SOCIOS

Al cabo del primer año ya se puede poner una fecha para la admisión de nuevos socios (por ejemplo, el mes de septiembre de cada año), para así entrevistar a todos los aspirantes y admitirlos de manera ordenada, sin interrumpir los logros del grupo ya establecido. Conciba reglas acerca de cómo seleccionar y admitir miembros y para determinar quién tomará la decisión acerca de los nuevos socios, para que todo el mundo se sienta incluido en el proceso.

Espero que haya disfrutado de sus diez sesiones de yoga para el bebé y que haya tenido la oportunidad de descubrir la naturaleza única e individual de su pequeño. Deseo lo mejor a todos los padres y madres primerizos que están desarrollando sus habilidades paternales de manera intuitiva y que éstas les permitan ser los mejores padres posibles. Recuerde que está cuidando de una estrellita que recorrerá el firmamento a lo largo de este nuevo milenio. ¡Buena suerte!

Bibliografía

Ansari, Mark, y Lark, Liz, *Yoga for Beginners*, Harper Perennial, Nueva York, 1998.

Behavioral-Developmental Initiatives, *The Carey Temperament Scales*, Scottsdale, AZ, 1996.

Biziou, Barbara, *The Joy of Ritual*, Golden Books, Nueva York, 1999.

Dukes, sir Paul, *The Yoga of Healthy, Youth, and Joy*, Harper and Brothers, Nueva York, 1960.

Ferber, Richard, *Solucione los problemas de sueño de su hijo*, Medici, Barcelona, 1992.

Goleman, Daniel, *Inteligencia emocional*, Kairós, Barcelona, 1996.

Haas, Elson M., *La salud y las estaciones: armonía entre hombre y naturaleza*, Edaf, Madrid, 1983.

Hittleman, Richard, *Richard Hittleman's Yoga 28-Day Exercise Plan*, Bantam Books, Nueva York, 1970.

Judith, Anodea, *Eastern Body Western Mind*, Celestial Arts, Berkeley, CA, 1996.

Leach, Penelope, *El bebé y el niño*, Grijalbo Mondadori, Barcelona, 1993.

Levy, Janine, *The Baby Exercise Book*, Pantheon Books, Nueva York, 1973.

Ohashi, Wataru, y Hoover, Mary, *Touch for Love: Shiatsu for Your Baby*, Ballantine Books, Nueva York, 1985.

—, *Natural Childbirth: The Eastern Way*, Ballantine Books, Nueva York, 1983.

Oki, Masahiro, *Zen Yoga Therapy*, Japan Publications, Inc, Tokio, 1979.

Pilates, Joseph, *Return to Life*, The Christopher Publishing House, Boston, 1960.

Schneider, McClure Vimala, *Masaje infantil: guía práctica para la madre y el padre*, Medici, Barcelona, 1994.

Sumar, Sonia, *Yoga for the Special Child*, Special Yoga Publications, Buckingham, VA, 1996.

Thomas, Alexander, Chess, Stella, y Birch, Herbert, *Temperament and Behavior Disorders in Children*, New York University Press, Nueva York, 1969.

Tortora, *Principles of Human Anatomy*, HarperCollins, Nueva York, 1992.

Ullman, Robert, y Reichenberg-Ullman, Judyth, *Ritalin Free Kids*, Prima Publishing, Rocklin, CA, 1996.

Walker, Peter, *Masajes para tu bebé*, Martínez Roca, Barcelona, 1996.

Yamamoto, Shizuko, *Shiatsu con los pies descalzos*, Paidotribo, Barcelona, 1998.